器官·疾病比较图谱

脑外伤比较图谱

主 编 王廷华 田恒力 赵 楠

科学出版社
北京

内 容 简 介

　　本书系"器官·疾病比较图谱"中的一个分册,共分三篇。第一篇介绍 SD 大鼠、树鼩、恒河猴和人颅脑的解剖学、组织学和影像学表现;第二篇介绍 SD 大鼠和树鼩脑外伤的病理学、组织学和影像学表现;第三篇介绍颅脑损伤的病例和影像学表现,包括颅骨骨折、蛛网膜下腔出血、脑挫裂伤和创伤性硬脑膜外血肿、硬脑膜下血肿、脑内血肿等疾病。

　　本书以图为主,配以适量文字,形象、直观,可供神经外科医生、从事神经科学研究的基础人员、研究生和本科生参考。

图书在版编目(CIP)数据

脑外伤比较图谱 / 王廷华,田恒力,赵楠主编 . —北京:科学出版社,2018

(器官·疾病比较图谱)

ISBN 978-7-03-059451-8

Ⅰ.①脑… Ⅱ.①王… ②田… ③赵… Ⅲ.①脑外伤 - 人体解剖学 - 图谱 Ⅳ.① R322.81-64

中国版本图书馆CIP数据核字(2018)第255412号

责任编辑:车宜平　沈红芬 / 责任校对:张小霞
责任印制:赵　博 / 封面设计:黄华斌

科 学 出 版 社 出版

北京东黄城根北街16号
邮政编码:100717
http://www.sciencep.com

三河市春园印刷有限公司 印刷
科学出版社发行　各地新华书店经销
*

2018年10月第 一 版　开本:787×1092　1/16
2018年10月第一次印刷　印张:10 1/4
字数:240 000

定价:98.00元
(如有印装质量问题,我社负责调换)

"器官·疾病比较图谱" 编审委员会

《脑外伤比较图谱》编写人员

主　编　王廷华　田恒力　赵　楠
副主编　王旭阳　王　芳　牛瑞泽　吕龙宝　沈　勤　钱忠义　张　琳
编　者（按姓氏汉语拼音排序）

曹合利[1]	岑键昌[2]	常　谦[2]	陈　鑫[1]	陈世文[1]	储平坤[3]
但齐琴[4]	段霞光[5]	冯国营[6]	符曼昱[7]	高　鸿[2]	关宇光[8]
韩雪飞[7]	郝春光[5]	何秀英[4]	胡立强[4]	黄　金[9]	黄　强[4]
黄文彪[2]	江　亚[7]	角林玫[9]	金　源[7]	金丽昆[2]	居世明[1]
李　进[2]	李俊彦[2]	李林君[7]	李启正[9]	李树鹏[9]	李志强[1]
刘　飞[4]	刘　佳[7]	刘　俊[2]	刘博虎[2]	刘文科[4]	刘兴海[2]
龙　波[3]	吕龙宝[10]	马　钢[2]	马　征[7]	牛瑞泽[7]	钱晓敏[2]
钱忠义[7]	邵东传[2]	沈　勤[7]	宋熙文[11]	孙　杰[2]	孙　俊[7]
田恒力[1]	王　芳[7]	王　敢[1]	王　京[2]	王杰栋[12]	王明娜[2]
王廷华[4, 7]	王旭阳[1]	王洋洋[4]	吴　钧[2]	吴泽宇[2]	夏庆杰[4]
邢如新[13]	熊柳林[4]	徐　婧[9]	徐　杨[4]	杨　洲[2]	张　琳[9]
张志坚[5]	张子斌[4]	赵　楠[2]	赵立英[3]	赵晓明[14]	周　利[4]

编者单位

1	上海交通大学附属第六人民医院	8	首都医科大学三博脑科医院
2	昆明市第一人民医院	9	昆明医科大学第一附属医院
3	昆明市呈贡区人民医院	10	中国科学院昆明动物研究所
4	四川大学华西医院	11	上海交通大学附属第九人民医院奉城分院
5	内蒙古医科大学第三附属医院	12	遵义医学院
6	滨州医学院	13	浙江大学医学院附属第四医院
7	昆明医科大学	14	四川大学

前　言

生物技术已成为当今生命科学发展的动力，生物技术的发展带来了医学革命，且数字化和大数据的交融正在挑战获取知识的传统模式。图谱作为获取知识的重要工具发挥了重要作用，但现有图谱常常从纵向展开，难以体现围绕临床疾病的现代器官整合概念，更难以满足临床科室以器官构架为核心的疾病诊疗体系。所以构建依托临床科室、按器官横向展开、以疾病为重点兼顾基础的图文体系非常必要。

《脑外伤比较图谱》是"器官·疾病比较图谱"中的一个分册，全书共三篇，分七章。第一篇介绍 SD 大鼠、树鼩、恒河猴和人颅脑的解剖学、组织学、影像学表现。颅脑解剖中以颅骨和脑的上、下、左、右、前、后六个面，以及冠状面和矢状面等断层解剖颅脑结构。组织学主要从 HE 染色和尼氏染色两方面对额、顶、颞、枕各个脑叶的皮质组织进行观察，从而展示不同物种进化上的差异。影像学表现主要包括利用磁共振成像（MRI）、计算机断层扫描（CT）和正电子发射断层成像（PET）对脑横断面进行观察。第二篇介绍 SD 大鼠和树鼩脑外伤后的病理学、组织学和影像学表现。第三篇介绍颅脑损伤病例，从脑外伤患者的 CT 和 MRI 等方面探讨创伤性硬脑膜外血肿、蛛网膜下腔出血、脑挫裂伤等临床常见疾病。

本书以颅脑结构和人颅脑外伤为核心，兼顾基础和临床，从颅脑解剖学、组织学和影像学全面阐述正常颅脑结构和脑外伤状态下的病理结构，同时提供大鼠、树鼩、恒河猴和人的颅脑比较资料，充分体现脑外伤疾病比较生物学整合和临床与基础转化交融，为神经外科医生、从事神经科学研究的人员、研究生和本科生提供学习参考。

编　者
2018 年 8 月

目　　录

第一篇

正常颅脑解剖学、组织学与影像学（SD大鼠、树鼩、恒河猴和人）

第一章　颅脑解剖学

脑（brain，encephalon）是中枢神经系统的主要部分，位于颅腔内，由3层脑膜及颅骨包被。脑包括端脑、间脑、小脑、脑干（包括中脑、脑桥和延髓）。脑中分布有很多由神经细胞集聚而成的神经核，并有大量上、下行的神经纤维束通过。神经纤维将大脑、小脑和脊髓相连，在形态上和机能上把中枢神经各部分联成一个整体。脑各部位内的腔隙称脑室，充满脑脊液（cerebrospinal fluid，CSF）。在种系发生上，脑的发展和分化程度与进化相关，主要表现为脑-体重比的增长，大脑新皮质随机能的发展而出现形态上的区分，前额皮质所占总皮质的比例及其与丘脑核团双向联系的紧密程度逐渐增加。另外，脑-体重比是衡量脑演化的重要指标，值越大其分化程度越高。树鼩的大脑表面虽无明显沟回，但脑-体重比为1：62，与人类1：46接近，远大于啮齿目脑-体重比1：96。此外，树鼩海马体积占全脑体积（6.2±0.2）%，比啮齿类的（7.2±0.3）%更接近人类的（0.85±0.11）%；树鼩杏仁核占海马体积的（41±1）%，显著大于啮齿类的（20±3）%，更接近于灵长类的67%。因此，树鼩在演化地位上仅次于灵长类。

大鼠脑由端脑、间脑、小脑和脑干（包括中脑、脑桥和延髓）4部分组成。其通过脑脊髓液和血液提供营养，正常脑压是维持脑功能的基础，使用电子压强传感器连接专用的PE-50穿刺管穿刺寰枕筋膜，并将传感器与电脑终端连接以监测实验大鼠的颅内压，测得大鼠颅内压正常值为3.50～5.50mmHg（1mmHg=0.133kPa）。大鼠脑的不同解剖部位具有不同的功能，不同部位发生病变也会引起不同的症状和体征，了解和掌握大鼠脑的解剖关系对模拟相关的人类脑损伤模型、指导人类脑损伤康复治疗有很大帮助。

与大鼠比较，树鼩的中枢神经系统具有小脑及小脑后叶发育好、丘脑发达、具完整Willis环等特点；树鼩对应激源十分敏感，应激状态下某些神经递质含量波动明显。基于以上生物学特点，树鼩已成为研究脑血管病较理想的实验动物，能更近似地反映临床脑缺血状况，WHO呼吁用树鼩代替日趋濒危的灵长目动物进行动物实验。树鼩的大脑皮质可分为：前额区、中央脑区、顶区、颞区、枕区。大脑新皮质占皮质面积的59%，新旧皮质比例略低于狐猴，远高于啮齿类。在额区，前额皮质略占优势，与高级脑功能演化有关，如工作记忆、认知控制或决策行为。这些结果说明，树鼩比大、小鼠更适合于情感、记忆及社会应激相关的研究。

相对于犬、猪等哺乳动物，灵长类恒河猴在组织结构、代谢和生理功能等生物学特性方面与人类极为相似，猴脑具有与人类近乎相同的沟回等结构。恒河猴大脑的重量为（93.40±5.80）g，枕颞极径、枕额极径、内外径、上下径、背内侧缘径分别为（56.64±0.72）、

（72.95±1.25）、（29.13±0.89）、（42.83±0.67）和（97.10±1.73）mm。因此使用灵长类做动物实验最易解决与人类相似的疾病发生机制。

第一节　头　骨

大鼠头骨较坚硬，但大鼠年幼时其头骨较薄，待成年后骨质变密致。其头骨富含血管、淋巴管及神经，不断进行新陈代谢和生长发育，并有修复、再生和改建能力。基质内含有大量的钙盐和磷酸盐，且具有一定的造血功能。大鼠头骨整体前后径较长，左右径较短。鼻骨及颧突较狭长，颧骨长约 2cm。颅骨骨腔较狭小，颅骨的冠状缝约 0.7cm，人字缝约0.7cm，矢状缝约 0.85cm。大鼠门齿和磨牙较远，且大鼠的门齿较长。大鼠头骨包括 11 块颅骨和 22 块面骨。颅骨包括额骨 2 块、顶骨 2 块、颞骨 2 块、顶间骨 1 块、枕骨 1 块、基蝶骨 1 块、前蝶骨 1 块、筛骨 1 块；面骨包括上颌骨 2 块、前颌骨 2 块、下颌骨 2 块、鼻骨 2 块、泪骨 2 块、颧骨 2 块、腭骨 2 块、翼骨 2 块、鼻甲骨 4 块、梨骨 1 块、舌骨 1 块。头骨可见较多裂孔，是神经血管出入颅的通道。

树鼩颅骨相对较薄，呈半透明状，类似于小鼠颅骨。

猴颅骨和人体差异较小，恒河猴头骨包括 8 块颅骨和 12 块面骨。颅骨包括顶骨 2 块、颞骨 2 块、额骨 1 块、筛骨 1 块、蝶骨 1 块、枕骨 1 块；面骨包括上颌骨 2 块、颧骨 2 块、泪骨 2 块、腭骨 2 块、下颌骨 1 块、鼻骨 1 块、梨骨 1 块、舌骨 1 块。猴脑的上颌骨及下颌骨较前突。颅骨组成的颅内腔和人类的差异较小，故其所容纳的脑组织差异也很小。恒河猴颅骨宽约为 6cm，矢状缝宽约为 4cm，大脑皮质厚度约为 0.4cm，大脑皮质沟回深度约为 1.3cm（图 1-1-1 ～图 1-1-28）。

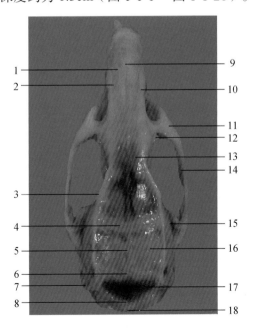

图 1-1-1　大鼠颅骨顶面

1. 鼻骨 nasal bone
2. 鼻前颌缝 sutura nasoincisiva
3. 额嵴 crista feontalis
4. 冠状缝 coronal suture
5. 矢状缝 sagittal suture
6. 顶间缝 sutura interparietalis
7. 鼓骨上嵴 crista supratympanica
8. 人字缝 lambdoid suture
9. 鼻间缝 internasal suture
10. 前颌骨 premaxillary bone
11. 上颌骨 maxilla
12. 泪骨 lacrimal bone
13. 额骨 frontal bone
14. 颧骨 zygomatic bone
15. 鳞状骨 squamous bone
16. 顶骨 parietal bone
17. 顶间骨 interparietal bone
18. 枕骨 occipital bone

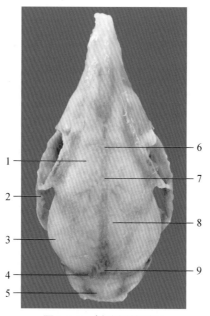

图 1-1-2　树鼩颅骨顶面

1. 额骨 frontal bone
2. 颧骨 zygomatic bone
3. 颞骨 temporal bone
4. 人字缝 lambdoid suture
5. 枕骨 occipital bone
6. 前囟 bregma
7. 矢状缝 sagittal suture
8. 顶骨 parietal bone
9. 后囟 lambda

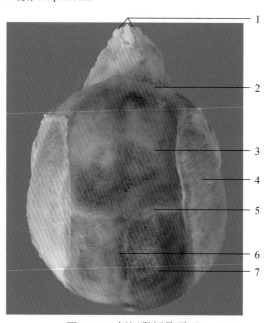

图 1-1-3　恒河猴颅骨顶面

1. 中切牙 central incisor
2. 眉弓 superciliary arch
3. 额骨 frontal bone
4. 颞肌 temporal muscle
5. 冠状缝 coronal suture
6. 矢状缝 sagittal suture
7. 顶骨 parietal bone

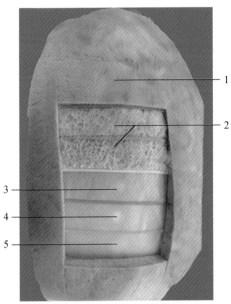

图 1-1-4　人的头皮分层

1. 皮肤 skin
2. 浅筋膜 superficial fascia
3. 帽状腱膜 epicranial aponeurosis
4. 骨膜 periosteum
5. 颅骨 skull

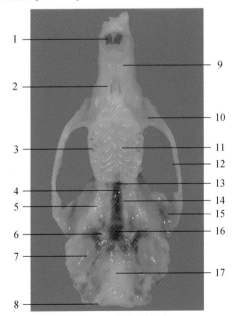

图 1-1-5　大鼠颅骨底面

1. 门齿 incisor tooth
2. 腭裂 fissura palatinum
3. 臼齿 molar tooth
4. 前蝶骨 presphenoid
5. 翼外突 fossa pterygoidea external
6. 翼内突 fossa pterygoidea internal
7. 鼓骨 tympanic bone
8. 枕髁 occipital condyle
9. 前颌骨 premaxillary bone
10. 上颌骨 maxilla
11. 腭骨 palatine bone
12. 颧骨 zygomatic bone
13. 鼻后孔 posterior nasal aperture
14. 眶裂 fissure orbitalis
15. 鳞状骨 squamous bone
16. 基蝶骨 basisphenoid
17. 枕骨 occipital bone

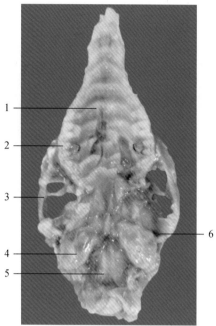

图 1-1-6   树鼩颅骨底面

1. 腭骨 palatine bone   4. 鼓骨 tympanic bone
2. 臼齿 molar tooth   5. 枕骨 occipital bone
3. 颧骨 zygomatic bone   6. 鳞状骨 squamous bone

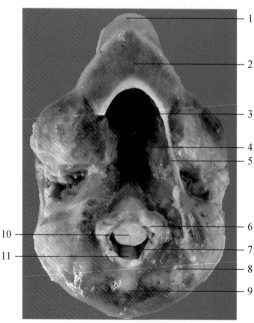

图 1-1-7   恒河猴颅骨底面

1. 下颌骨 mandible   7. 小脑扁桃体 tonsil
2. 下颌舌骨肌 mylohyoid muscle   8. 枕骨 occipital bone
3. 硬腭 hard palate   9. 枕外隆突 external occipital protuberance
4. 鼻后孔 posterior nasal aperture   10. 延髓 medulla oblongata
5. 二腹肌 digastric muscle   11. 小脑 cerebellum
6. 枕髁 occipital condyle

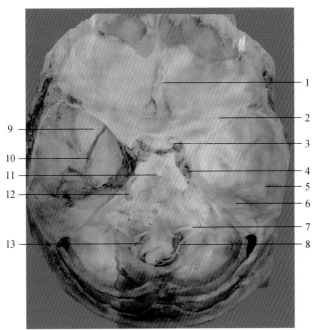

图 1-1-8 人颅底

1. 筛骨 ethmoidal bone
2. 蝶骨小翼 lesser wing of sphenoidal bone
3. 视神经 optic nerve
4. 颈内动脉 internal carotid artery
5. 颞骨鳞部 squamous part of temporal bone
6. 颞骨岩部 petrous part of temporal bone
7. 迷走神经 vagus nerve，X
8. 副神经 accessory nerve，XI
9. 蝶骨大翼 greater wing of sphenoidal bone
10. 脑膜中动脉 middle meningeal artery
11. 斜坡 clivus
12. 三叉神经 trigeminal nerve，V
13. 椎动脉颅内部分 intracranial part of vertebral artery

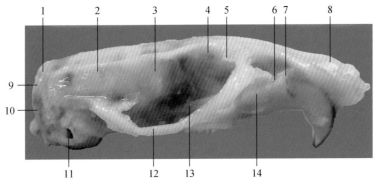

图 1-1-9 大鼠颅骨侧面

1. 项嵴 crista nuchalis
2. 顶骨 parietal bone
3. 鳞状骨 squamous bone
4. 额骨 frontal bone
5. 泪骨 lacrimal bone
6. 眶下切迹 infra-orbital notch
7. 眶下嵴 crista infraorbitalis
8. 鼻骨 nasal bone
9. 枕外嵴 crista occipitalis externa
10. 枕骨 occipital bone
11. 外耳道 external acoustic meatus
12. 颧骨 zygomatic bone
13. 视神经 optic nerve
14. 上颌骨 maxilla

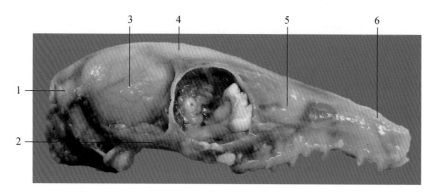

图 1-1-10　树鼩颅骨侧面

1. 枕骨 occipital bone
2. 颧骨 zygomatic bone
3. 颞骨 temporal bone
4. 顶骨 parietal bone
5. 上颌骨 maxilla
6. 鼻骨 nasal bone

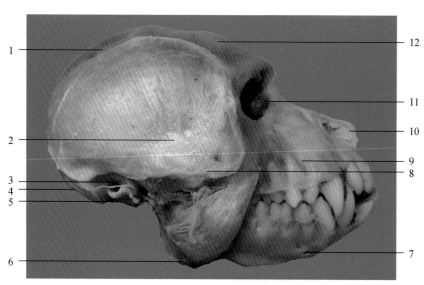

图 1-1-11　恒河猴颅骨侧面

1. 顶骨 parietal bone
2. 颞肌 temporal muscle
3. 外耳门 external acoustic meatus
4. 枕外隆突 external occipital protuberance
5. 乳突 mastoid process
6. 下颌角 angle of mandible
7. 颏孔 mental foramen
8. 颧弓 zygomatic bone
9. 上颌骨 maxilla
10. 鼻骨 nasal bone
11. 泪骨 lacrimal bone
12. 额骨 frontal bone

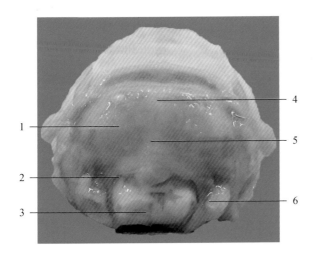

图 1-1-12 大鼠颅骨后面

1. 枕骨 occipital bone
2. 枕骨大孔 foramen magnum
3. 脊髓 spinal cord
4. 项嵴 crista nuchalis
5. 枕外嵴 crista occipitalis externa
6. 枕髁 occipital condyle

图 1-1-13 树鼩颅骨后面

1. 顶骨 parietal bone
2. 颞骨 temporal bone
3. 延髓 medulla oblongata
4. 后囟 lambda
5. 枕骨 occipital bone
6. 枕骨大孔 foramen magnum

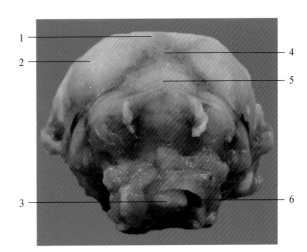

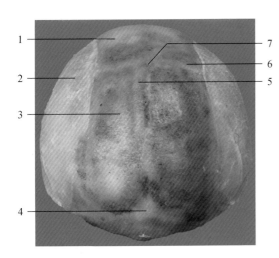

图 1-1-14 恒河猴颅骨后面

1. 额骨 frontal bone
2. 颞骨 temporal bone
3. 顶骨 parietal bone
4. 后囟 lambda
5. 矢状缝 sagittal suture
6. 冠状缝 coronal suture
7. 前囟 bregma

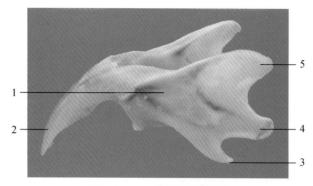

图 1-1-15　大鼠下颌骨侧面

1. 下颌骨 mandible　　　　　4. 髁突 condylar process
2. 门齿 incisor tooth　　　　　5. 角状突 process of horn
3. 冠状突 coronoid process

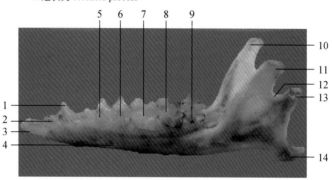

图 1-1-16　树鼩下颌骨侧面

1. 尖牙 canine　　　　　　　　　8. 第二磨牙 second molar
2. 侧切牙 lateral incisor　　　　9. 第三磨牙 third molar
3. 中切牙 central incisor　　　　10、11. 冠状突 coronoid process
4. 下颌骨 mandible　　　　　　　12. 下颌切迹 mandibular notch
5. 第一前磨牙 first premolar　　　13. 髁突 condylar process
6. 第二前磨牙 second premolar　　14. 角状突 process of horn
7. 第一磨牙 first molar

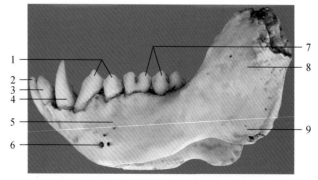

图 1-1-17　恒河猴下颌骨侧面

1. 前磨牙 premolar　　　　　　　6. 颏孔 mental foramen
2. 中切牙 central incisor　　　　7. 磨牙 molar
3. 侧切牙 lateral incisor　　　　8. 下颌支 ramus of mandible
4. 尖牙 canine　　　　　　　　　9. 下颌角 angle of mandible
5. 下颌骨体 body of mandible

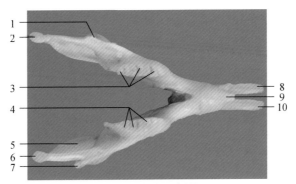

图 1-1-18　大鼠下颌骨上面

1、7. 冠状突 coronoid process　　　5. 下颌支 ramus of mandible
2、6. 髁突 condylar process　　　　8、10. 门齿 incisor tooth
3、4. 臼齿 molar tooth　　　　　　9. 下颌联合 mandibular symphysis

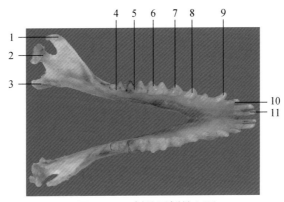

图 1-1-19　树鼩下颌骨上面

1. 冠状突 coronoid process　　　　7. 第二前磨牙 second premolar
2. 髁突 condylar process　　　　　8. 第一前磨牙 first premolar
3. 角状突 process of horn　　　　　9. 尖牙 canine
4. 第三磨牙 third molar　　　　　　10. 侧切牙 lateral incisor
5. 第二磨牙 second molar　　　　　11. 中切牙 central incisor
6. 第一磨牙 first molar

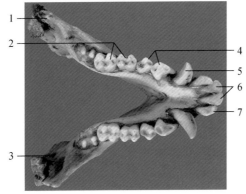

图 1-1-20　恒河猴下颌骨上面

1. 冠状突 coronoid process　　　　5. 尖牙 canine
2. 磨牙 molar　　　　　　　　　　6. 中切牙 central incisor
3. 下颌角 angle of mandible　　　　7. 侧切牙 lateral incisor
4. 前磨牙 premolar

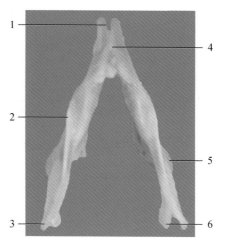

图 1-1-21　大鼠下颌骨底面

1. 门齿 incisor tooth
2. 下颌支 ramus of mandible
3. 冠状突 coronoid process
4. 下颌联合 mandibular symphysis
5. 角状突 process of horn
6. 髁突 condylar process

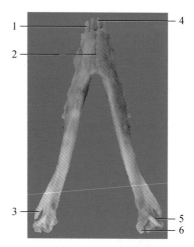

图 1-1-22　树鼩下颌骨底面

1. 侧切牙 lateral incisor
2. 下颌联合 mandibular symphysis
3. 冠状突 coronoid process
4. 中切牙 central incisor
5. 髁突 condylar process
6. 角状突 process of horn

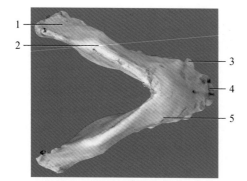

图 1-1-23　恒河猴下颌骨底面

1. 下颌支 ramus of mandible
2. 下颌角 angle of mandible
3. 尖牙 canine
4. 中切牙 central incisor
5. 颏孔 mental foramen

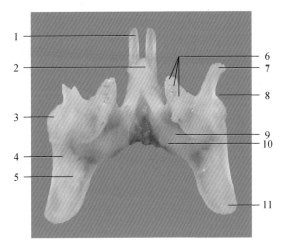

图 1-1-24　大鼠下颌骨背侧面

1. 门齿 incisor tooth
2. 下颌联合 mandibular symphysis
3. 髁突 condylar process
4. 下颌支 ramus of mandible
5. 翼肌窝 muscules pterygoideus's socbet
6. 臼齿 molar tooth
7. 冠状突 coronoid process
8. 下颌切迹 mandibular notch
9. 咬肌窝 fossa masseterica
10. 下颌骨体 body of mandible
11. 角状突 process of horn

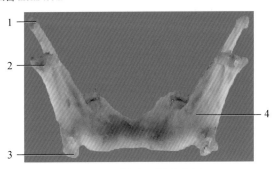

图 1-1-25　树鼩下颌骨背侧面

1. 冠状突 coronoid process
2. 髁突 condylar process
3. 角状突 process of horn
4. 下颌支 ramus of mandible

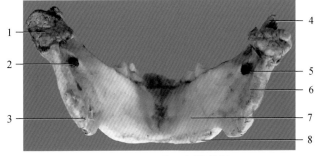

图 1-1-26　恒河猴下颌骨背侧面

1. 髁突 condylar process
2. 下颌孔 mandibular foramen
3. 下颌角 angle of mandible
4. 冠状突 coronoid process
5. 下颌小舌 lingula
6. 下颌支 ramus of mandible
7. 下颌骨体 body of mandible
8. 下颌骨底 bottom of mandible

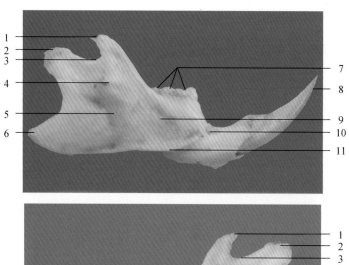

图 1-1-27　大鼠下颌骨内外侧面

1. 冠状突 coronoid process
2. 髁突 condylar process
3. 下颌切迹 mandibular notch
4. 下颌孔 mandibular foramen
5. 翼肌窝 muscules pterygoideus's socbet
6. 角状突 process of horn
7. 臼齿 molar tooth
8. 门齿 incisor tooth
9. 下颌支 ramus of mandible
10. 颏孔 mental foramen
11. 咬肌嵴 masseter muscle ridge
12. 下颌支 ramus of mandible
13. 下颌骨体 body of mandible

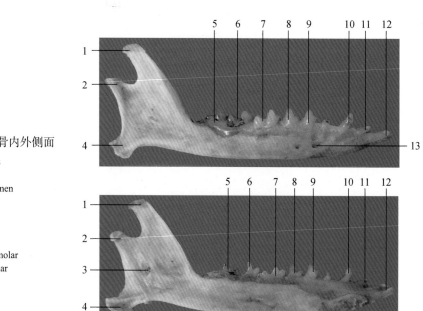

图 1-1-28　树鼩下颌骨内外侧面

1. 冠状突 coronoid process
2. 髁突 condylar process
3. 下颌孔 mandibular foramen
4. 角状突 process of horn
5. 第三磨牙 third molar
6. 第二磨牙 second molar
7. 第一磨牙 first molar
8. 第二前磨牙 second premolar
9. 第一前磨牙 first premolar
10. 尖牙 canine
11. 侧切牙 lateral incisor
12. 中切牙 central incisor
13. 颏孔 mental foramen

第二节　脑整体观

　　大鼠大脑呈一尖端向前的梯形体，表面光滑无沟回，属平脑型，是哺乳动物中较低级的水平，嗅球发达。

　　从外观看，树鼩的脑呈椭圆状，前部略窄，枕颞部较宽；枕部皮质向后接小脑前叶，但未覆盖小脑前叶；颞皮质较为突显，类似于灵长类的颞叶形态。顶、枕、颞等叶较为发达，尽管树鼩的大脑皮质平滑、为少沟回的皮质，但显微观察表明，其皮质具有沟回的雏形，即部分区域的脑组织具有皮质折叠现象。小脑则较为发达，特别是后叶优于恒河猴。视交叉的体积相当大，可能与树鼩演化有关。

　　猴脑与人脑有近属关系，在组织结构、生理和代谢机能等方面同人脑相似。它有发达的大脑，脑沟、脑回很多。端脑背外侧面各叶与人脑相似，通过外侧沟、中央沟和月状沟（由顶枕裂在大脑背外侧面的延续）而分为额、顶、枕和颞叶；额、顶、颞叶有较多沟回，但枕叶的沟回不发达。额叶通过上面的一条额上沟和下面的一条直沟分为额上、中、下回，中央沟和中央前沟之间的是中央前回；顶叶通过顶内沟分为顶前回和顶后回，中央沟和中央后沟之间的是中央后回；颞叶通过颞上沟和颞下沟分为颞上、中、下回；枕叶较其他叶显得更平滑。从自身比例来看，与大鼠及树鼩相比，恒河猴小脑相对较发达。端脑内侧面可见与胼胝体沟平行的胼胝体缘沟，该沟与嘴沟（位于胼胝体膝腹侧）、膝状沟（位于胼胝体膝前方）共同构成扣带回。胼胝体缘沟腹侧为胼胝体缘回；背侧的前部为额上回内侧部，后部为旁中央小叶。后部的距状沟向下后、下前呈分叉状分支而成为前距状沟和后距状沟，该沟的前背侧为楔叶，后腹侧为舌回。端脑底部各叶沟回的发育与人脑相似，但其进化程度不如人脑。

　　大鼠、树鼩及恒河猴脑解剖定量数据见表 1-1-1，脑整体观见图 1-1-29 ～图 1-1-46。

表 1-1-1　大鼠、树鼩和恒河猴脑解剖数据

指标	SD 大鼠	树鼩	恒河猴
颅内压（mmHg）	3.50 ～ 5.50（1mmHg=0.133kPa）		
脑 / 体重量比	0.01	0.014	0.017 4
脑重（g）	1.66±0.09	雌：2.97±0.18	雌：82.03±7.59
		雄：3.05±0.19	雄：91.83±8.62
脑矢状径（cm）	1.7	2.0	7.0
脑冠状径（cm）	0.75	0.85	5.5
脑高（cm）	0.7	0.7	3.5
脑皮质厚度（cm）	0.2	0.3	0.4
小脑重（g）	0.21±0.01	雌：0.50±0.07	10.01±0.89
		雄：0.52±0.09	
小脑重占全脑重比例（%）	12.57±0.73	10.06±0.75	2.96±0.16
小脑矢状径（cm）	0.5	0.6	
小脑冠状径（cm）	1.2	1.2	0.9
小脑高（cm）	0.5	0.5	

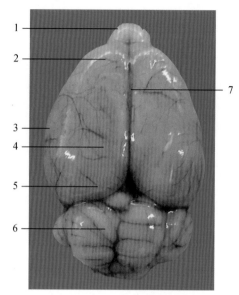

图 1-1-29　大鼠脑顶面观

1. 嗅球 olfactory bulb　　　　　5. 枕叶 occipital lobe
2. 额叶 frontal lobe　　　　　　6. 小脑 cerebellum
3. 颞叶 temporal lobe　　　　　7. 大脑纵裂 longitudinal cerebral fissure
4. 顶叶 parietal lobe

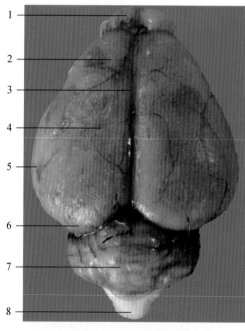

图 1-1-30　树鼩脑顶面观

1. 嗅球 olfactory bulb　　　　　　　　5. 颞叶 temporal lobe
2. 额叶 frontal lobe　　　　　　　　　6. 枕叶 occipital lobe
3. 大脑纵裂 longitudinal cerebral fissure　　7. 小脑 cerebellum
4. 顶叶 parietal lobe　　　　　　　　　8. 延髓 medulla oblongata

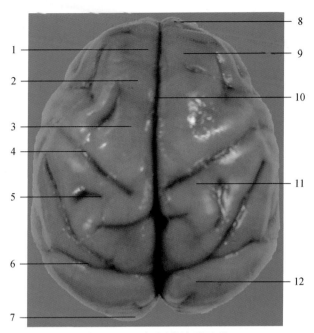

图 1-1-31　恒河猴脑顶面观

1. 额叶 frontal lobe
2. 额上回 superior frontal gyrus
3. 中央前回 precentral gyrus
4. 中央沟 central sulcus
5. 顶叶 parietal lobe
6. 顶枕沟 parietooccipital sulcus
7. 枕极 occipital pole
8. 额极 frontal pole
9. 额中回 middle frontal gyrus
10. 大脑纵裂 longitudinal cerebral fissure
11. 中央后回 postcentral gyrus
12. 枕叶 occipital lobe

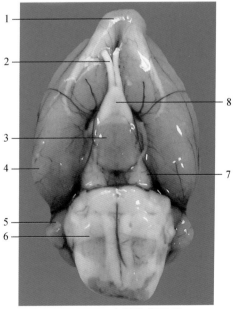

图 1-1-32　大鼠脑底面观

1. 嗅球 olfactory bulb
2. 视神经 optic nerve
3. 后穿质 posterior perforated substance
4. 颞叶 temporal lobe
5. 小脑 cerebellum
6. 脑桥 pons
7. 大脑脚 cerebral peduncle
8. 视交叉 optic chiasma

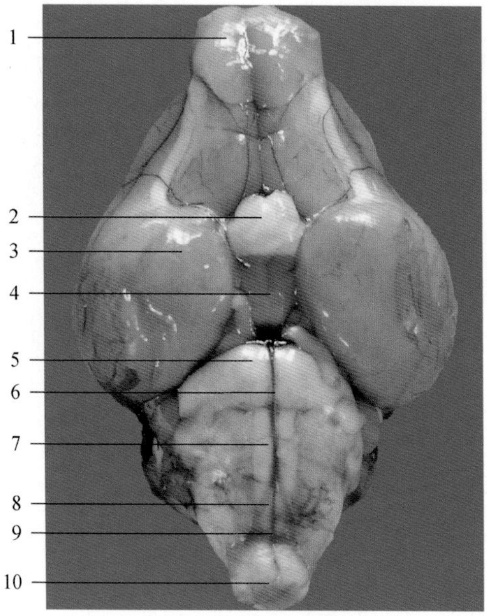

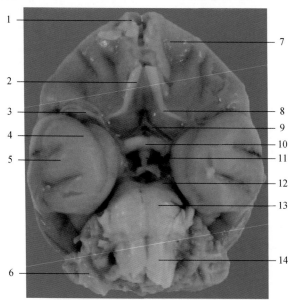

图 1-1-33　树鼩脑底面观

1. 嗅球 olfactory bulb
2. 视交叉 optic chiasma
3. 颞叶 temporal lobe
4. 后穿质 posterior perforated substance
5. 脑桥 pons
6. 基底动脉 basilar artery
7. 延髓 medulla oblongata
8. 椎动脉 vertebral artery
9. 脊髓前动脉 anterior spinal cord
10. 脊髓 spinal cord

图 1-1-34　恒河猴脑底面观

1. 额极 frontal pole
2. 嗅球 olfactory bulb
3. 大脑中动脉 middle cerebral artery
4. 颞极 temporal pole
5. 颞叶 temporal lobe
6. 小脑 cerebellum
7. 额叶 frontal lobe
8. 嗅束 olfactory tract
9. 大脑前动脉 anterior cerebral artery
10. 视交叉 optic chiasma
11. 脑垂体 hypophysis
12. 大脑脚 cerebral peduncle
13. 脑桥 pons
14. 延髓 medulla oblongata

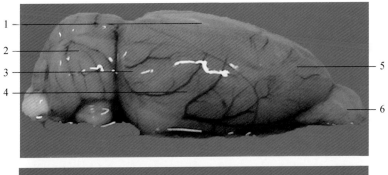

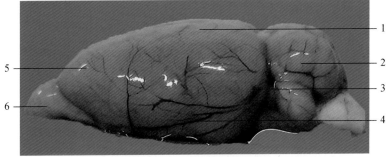

图 1-1-35　大鼠脑整体观

1. 顶叶 parietal lobe
2. 小脑 cerebellum
3. 枕叶 occipital lobe
4. 颞叶 temporal lobe
5. 额叶 frontal lobe
6. 嗅球 olfactory bulb

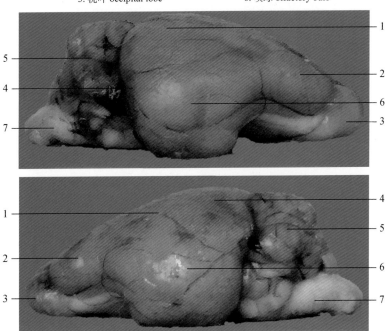

图 1-1-36　树鼩脑侧面观

1. 顶叶 parietal lobe
2. 额叶 frontal lobe
3. 嗅球 olfactory bulb
4. 枕叶 occipital lobe
5. 小脑 cerebellum
6. 颞叶 temporal lobe
7. 脑干 brain stem

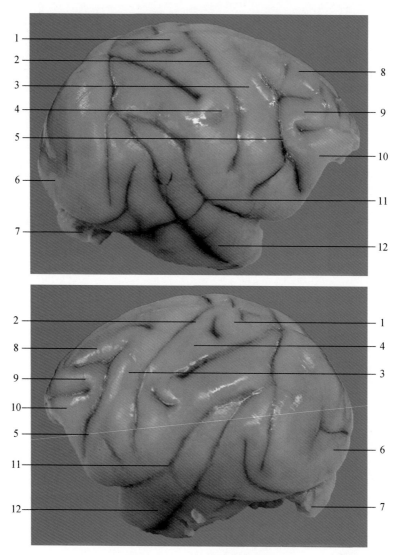

图 1-1-37　恒河猴脑侧面观

1. 顶叶 parietal lobe

2. 中央沟 central sulcus

3. 中央前回 precentral gyrus

4. 中央后回 postcentral gyrus

5. 中央前沟 precentral sulcus

6. 枕叶 occipital lobe

7. 小脑 cerebellum

8. 额上回 superior frontal gyrus

9. 额中回 middle frontal gyrus

10. 额下回 inferior frontal gyrus

11. 外侧裂 lateral sulcus

12. 颞叶 temporal lobe

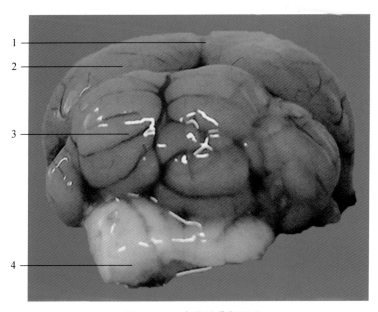

图 1-1-38　大鼠脑背侧面观

1. 大脑纵裂 longitudinal cerebral fissure　　　3. 小脑 cerebellum
2. 枕叶 occipital lobe　　　　　　　　　　　　4. 脑干 brain stem

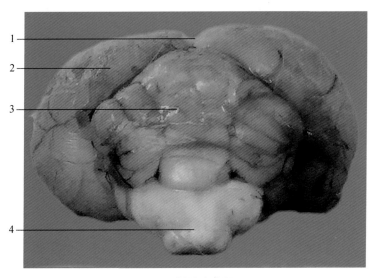

图 1-1-39　树鼩脑背侧面观

1. 大脑纵裂 longitudinal cerebral fissure　　　3. 小脑 cerebellum
2. 枕叶 occipital lobe　　　　　　　　　　　　4. 脑干 brain stem

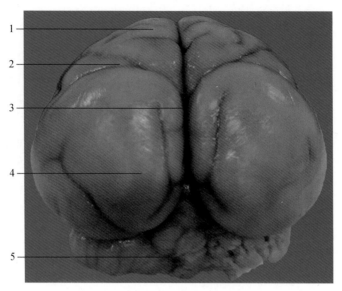

图 1-1-40　恒河猴脑背侧面观

1. 顶叶 parietal lobe 　　　　　　　4. 枕叶 occipital lobe
2. 顶枕沟 parietooccipital sulcus 　　5. 小脑 cerebellum
3. 大脑纵裂 longitudinal cerebral fissure

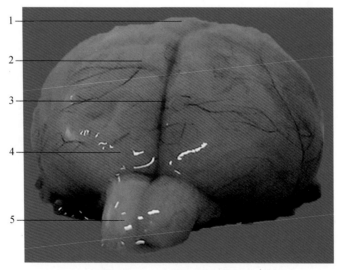

图 1-1-41　大鼠脑腹侧面观

1. 小脑 cerebellum 　　　　　　　　4. 额叶 frontal lobe
2. 顶叶 parietal lobe 　　　　　　　5. 嗅球 olfactory bulb
3. 大脑纵裂 longitudinal cerebral fissure

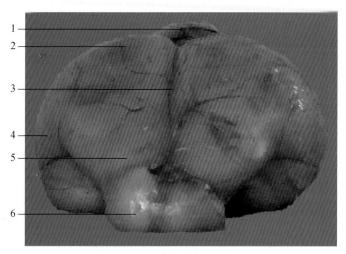

图 1-1-42 树鼩脑腹侧面观

1. 小脑 cerebellum
2. 顶叶 parietal lobe
3. 大脑纵裂 longitudinal cerebral fissure
4. 颞叶 temporal lobe
5. 额叶 fontal lobe
6. 嗅球 olfactory bulb

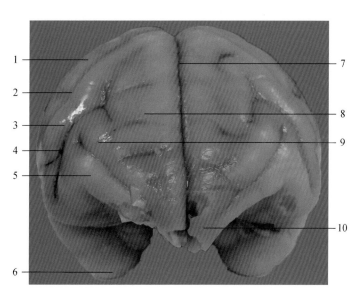

图 1-1-43 恒河猴脑腹侧面观

1. 中央后回 postcentral gyrus
2. 中央沟 central sulcus
3. 中央前回 precentral gyrus
4. 中央前沟 precentral sulcus
5. 额下回 inferior frontal gyrus
6. 颞极 temporal pole
7. 大脑纵裂 longitudinal cerebral fissure
8. 额上回 superior frontal gyrus
9. 额中回 middle frontal gyrus
10. 额极 frontal pole

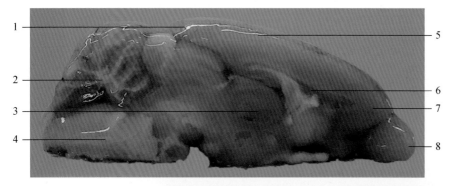

图 1-1-44　大鼠脑
正中矢状面观

1. 枕叶 occipital lobe
2. 小脑 cerebellum
3. 丘脑 thalamus
4. 脑干 brain stem
5. 顶叶 parietal lobe
6. 侧脑室 lateral ventricle
7. 额叶 frontal lobe
8. 嗅球 olfactory bulb

图 1-1-45　树鼩脑
正中矢状面观

1. 枕叶 occipital lobe
2. 小脑 cerebellum
3. 大脑脚 cerebral peduncle
4. 延髓 medulla oblongata
5. 顶叶 parietal lobe
6. 丘脑 thalamus
7. 额叶 frontal lobe
8. 嗅球 olfactory bulb
9. 脑干 brain stem

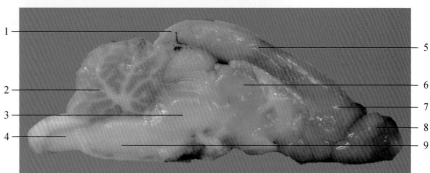

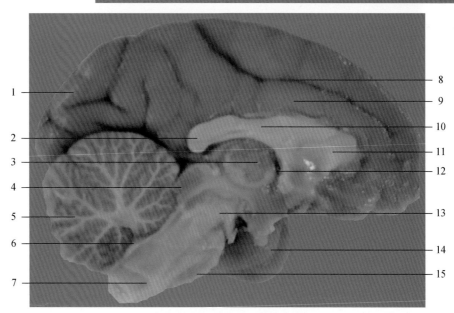

图 1-1-46　恒河猴脑正中矢状面观

1. 枕叶 occipital lobe
2. 胼胝体压部 splenium of corpus callosum
3. 间脑 diencephalon
4. 四叠体 corpora quadrigemina
5. 小脑 cerebellum
6. 第四脑室 fourth ventricle
7. 延髓 medulla oblongata
8. 扣带沟 cingulate sulcus
9. 扣带回 cingulate gyrus
10. 胼胝体干部 trunk of corpus callosum
11. 胼胝体膝部 genu of corpus callosum
12. 室间孔 interventricular foramen
13. 大脑脚 cerebral peduncle
14. 颞叶 temporal lobe
15. 脑桥 pons

第三节 小 脑

　　小脑是脑的一部分，位于大脑的后下方，颅后窝内，延髓和脑桥的背面；可分为中间的蚓部和两侧膨大的小脑半球。小脑表面有许多大致平行的浅沟，沟间为一个叶片。表面的灰质为小脑皮质，深部为白质，也称髓质。白质内有数对核团，称中央核。小脑是重要的运动调节中枢，有大量的传入和传出纤维。大脑皮质发向肌肉的运动信息和执行运动时来自肌肉和关节等的信息，都可传入小脑。小脑经常对这两种传来的神经冲动进行整合，并通过传出纤维调整和纠正相关肌肉的运动，使随意运动保持协调。此外，小脑在维持身体平衡上也起着重要作用。它接受来自前庭器官的信息，通过传出纤维，改变躯体不同部位肌肉的张力，使肌体在重力作用下，做加速或旋转运动时保持姿势平衡。在外观上，小脑中间有一条纵贯上下的狭窄部分，卷曲如虫，称为蚓部。蚓部两侧有两个膨隆团块，称为小脑半球。在小脑蚓部和半球表面有一些横行的沟和裂，将小脑分成许多回、叶和小叶。在这些横贯小脑表面的沟和裂中，后外侧裂和原裂是小脑分叶的依据。后外侧裂将小脑分成绒球小结叶和小脑体两大部分，而原裂又将小脑体分成前叶和后叶。这样，前叶、后叶和绒球小结叶便构成了小脑 3 个横向组成的分部。

　　大鼠、树鼩和恒河猴小脑见图 1-1-47 ～图 1-1-49。

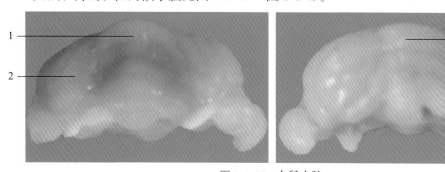

图 1-1-47　大鼠小脑

1. 小结 nodule of vermis 　　　　　3. 小脑蚓 vermis
2. 小脑半球 cerebellar hemisphere

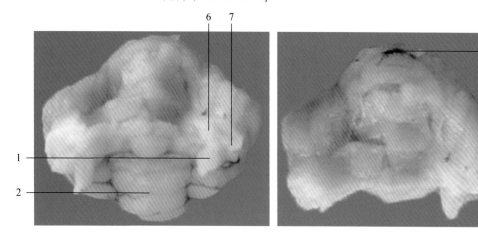

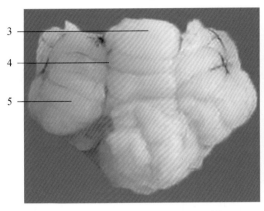

图 1-1-48   树鼩小脑

1. 小脑下角 inferior cerebellar peduncle
2. 小结 nodule of vermis
3. 蚓锥体 pyramid of vermis
4. 原裂 primary fissure

5. 小脑半球 cerebellar hemisphere
6. 小脑上角 superior cerebellar peduncle
7. 小脑中角 middle cerebellar peduncle
8. 蚓结节 tuber of vermis

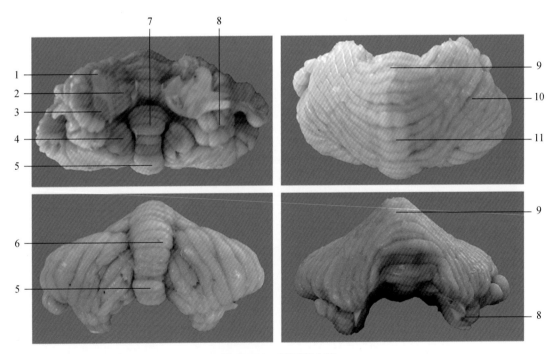

图 1-1-49   恒河猴小脑

1. 小脑中角 middle cerebellar peduncle
2. 小脑上角 superior cerebellar peduncle
3. 小脑下角 inferior cerebellar peduncle
4. 小脑扁桃体 tonsil
5. 蚓锥体 pyramid of vermis
6. 蚓结节 tuber of vermis

7. 小结 nodule of vermis
8. 绒球 flocculus
9. 山顶 culmen of vermis
10. 原裂 primary fissure
11. 山坡 declive of vermis

第四节　断层解剖

近年来随着影像学技术的发展，计算机断层扫描（CT）、磁共振成像（MRI）、正电子发射断层成像（PET）无论在神经系统疾病诊断，还是在基础研究中应用都越来越广泛。然而断层解剖作为影像学的基础，是从事相关工作者必然要面临和学习的内容。从断面解剖可以看出，大鼠和树鼩大脑几乎看不出沟回，而恒河猴和人有明显的沟回。此外，大鼠和树鼩两侧半球联络纤维明显少于恒河猴和人（图 1-1-50 ～图 1-1-56）。从进化上看，相比于大鼠，树鼩的皮质占大脑的比例和内部联络纤维更接近于恒河猴和人类。断层解剖研究还可以对比大脑左右半球的特定解剖学差别。

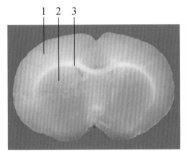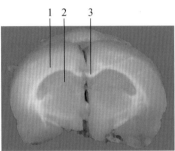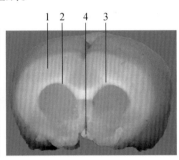

图 1-1-50　大鼠脑断层解剖

1. 顶叶皮质 cortex of parietal lobe
3. 胼胝体 corpus callosum
2. 丘脑 thalamus
4. 视交叉 optic chiasma

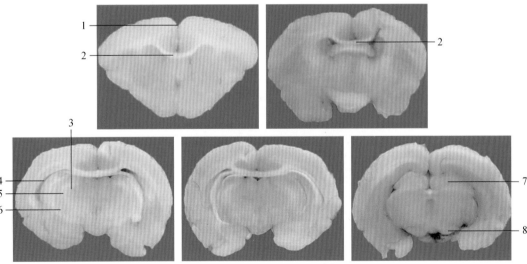

图 1-1-51　树鼩脑断层解剖

1. 大脑纵裂 longitudinal cerebral fissure
5. 内囊 internal capsule
2. 胼胝体 corpus callosum
6. 豆状核 lenticular nucleus
3. 丘脑 thalamus
7. 尾状核 caudate nucleus
4. 侧脑室 lateral ventricle
8. 中脑 midbrain

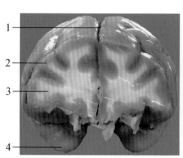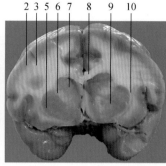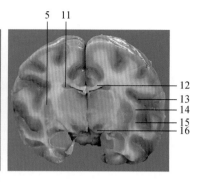

图 1-1-52　恒河猴脑断层解剖

1. 大脑纵裂 longitudinal cerebral fissure
2. 皮质 cortex
3. 髓质 medulla
4. 颞叶 temporal lobe
5. 壳核 putamen
6. 内囊 internal capsule
7. 尾状核 caudate nucleus
8. 胼胝体 corpus callosum
9. 苍白球 globus pallidus
10. 外囊 external capsule
11. 尾状核体 body of caudate nucleus
12. 胼胝体 corpus callosum
13. 岛叶 insula
14. 最外囊 extreme capsule
15. 屏状核 claustrum
16. 尾状核尾 tail of caudate nucleus

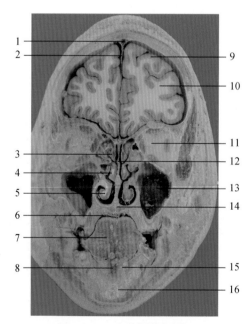

图 1-1-53　人脑冠状切面 1

1. 上矢状窦 superior sagittal sinus
2. 大脑镰 falx cerebri
3. 上鼻甲 superior nasal concha
4. 中鼻甲 middle nasal concha
5. 下鼻甲 inferior nasal concha
6. 口腔 oral cavity
7. 舌肌 tongue
8. 颏舌肌 genioglossus muscle
9. 皮质 cortex
10. 髓质 medulla
11. 视神经 optic nerve
12. 鼻中隔 nasal concha
13. 上颌窦 maxillary sinus
14. 硬腭 hard palate
15. 舌下腺 sublingual gland
16. 下颌骨 mandible

图 1-1-54　人脑冠状切面 2

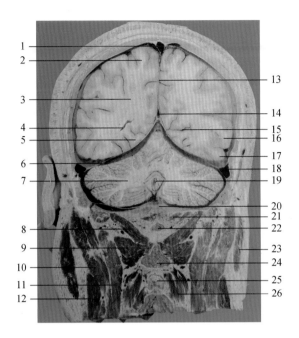

1. 上矢状窦 superior sagittal sinus
2. 顶上小叶 superior parietal lobule
3. 辐射冠 corona radiata
4. 侧脑室后角 posterior horn of lateral ventricle
5. 舌回 lingual gyrus
6. 小脑幕 tentorium cerebelli
7. 小脑半球 cerebellar hemisphere
8. 头后大直肌 rectus capitis posterior major
9. 头下斜肌 obiquus capitis inferior
10、11. 头半棘肌 semispinalis capitis
12. 头夹肌 splenius capitis
13. 大脑镰 falx cerebri
14. 直窦 straight sinus
15. 距状沟 calcarine sulcus
16. 颞中回 middle temporal gyrus
17. 颞下回 inferior temporal gyrus
18. 横窦 transverse sinus
19. 小脑蚓 vermis
20. 枕骨 occipital bone
21. 头后小直肌 rectus capitis posterior minor
22. 寰椎后弓 posterior arch of atlas
23. 胸锁乳突肌 sternocleidomastoid
24. 枢椎棘突 spinous process of axis
25. 第三颈椎棘突 spinous process, c_3
26. 颈半棘肌 semispinalis cervicis

图 1-1-55　人脑矢状切面

1. 顶骨 parietal bone
2. 中央后沟 postcentral gyrus
3. 中央沟 central sulcus
4. 辐射冠 corona radiata
5. 角回 angular gyrus
6. 枕叶 occipital lobe
7. 枕骨 occipital bone
8. 小脑幕 tentorium cerebelli
9. 小脑半球 cerebellar hemisphere
10. 头半棘肌 semispinalis capitis
11. 头夹肌 splenius capitis
12. 翼内肌 medial pterygoid
13. 斜方肌 trapezius
14. 中央后回 postcentral gyrus
15. 中央前回 precentral gyrus
16. 额骨 frontal bone
17. 额叶 frontal lobe
18. 外侧沟 lateral sulcus
19. 眶回 orbital gyri
20. 颞极 tempor al pole
21. 蝶骨大翼 greater wing of sphenoidal bone
22. 腮腺 parotid gland
23. 咬肌 masseter

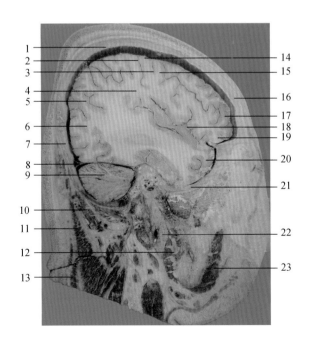

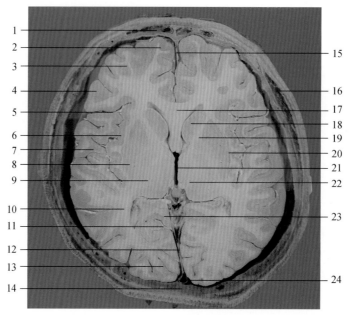

图 1-1-56　人脑水平切面

1. 额窦 frontal sinus
2. 额上回 superior frontal gyrus
3. 额中回 middle frontal gyrus
4. 额下回 inferior frontal gyrus
5. 外侧沟 latera sulcus
6. 岛叶 insula
7. 颞叶 temporal lobe
8. 壳 putamen
9. 内囊后肢 posterior limb of internal capsule
10. 视辐射 optic radiation
11. 距状沟 calcarine sulcus
12. 大脑镰 falx cerebri
13. 枕叶 occipital lobe
14. 枕骨 occipital bone
15. 大脑镰 falx cerebri
16. 颞肌 temporalis muscle
17. 胼胝体膝部 genu of corpus callosum
18. 尾状核头 head of caudate nucleus
19. 内囊前肢 anterior limb of internal capsule
20. 屏状核 claustrum
21. 第三脑室 third ventricle
22. 背侧丘脑 thalamus
23. 扣带回峡 isthmus of cingulate gyrus
24. 上矢状窦 superior sagittal sinus

第二章 脑组织学

神经组织由神经细胞和神经胶质细胞组成，是神经系统的主要组分。神经细胞是神经系统结构和功能的基本单位，又称为神经元。人类中枢神经系统中约含有 10^{12} 个神经元，具有接受内、外环境的刺激和传导神经冲动的功能。神经元以突触彼此连接，构成机体复杂的神经通路和网络，完成神经系统的各种功能，有的神经细胞具有分泌功能，通过分泌各种物质调节机体功能活动。神经胶质细胞的数量为神经元的 $10 \sim 50$ 倍，中枢神经系统的胶质细胞包括星形胶质细胞、少突胶质细胞和小胶质细胞。神经胶质细胞遍布神经细胞体周围及其突起之间，其作用是构成神经细胞生命活动的微环境，同时对神经元起支持、营养、保护及参与神经组织的再生等作用。

每个神经元都具有接受刺激，整合、传导和传递信息的能力；通过神经元之间的联系，把接受的信息加以分析或贮存，并可传递给各种肌细胞、腺细胞等效应细胞，以产生效应；此外，它们也是意识、记忆、思维和行为调节的基础。虽然神经元形态与功能多种多样，但结构上大致可分成胞体、突起和终末 3 部分。突起又分树突和轴突两种。神经元的分类根据传导刺激的方向，分为传入神经元、传出神经元和中间神经元。根据神经元突起的数目，分为假单极神经元、双极神经元和多极神经元。根据轴突的长短，可把神经元分为长轴突的大神经元（Golgi I 型神经元）和短轴突的小神经元（Golgi II 型神经元），前者轴突可长达 1m，后者轴突仅数微米。根据功能神经元可分为 3 类：感觉神经元或称传入神经元，运动神经元或称传出神经元，中间神经元或称联络神经元。

哺乳动物的大脑皮质最直接地反映了脑的演化。一些学者将哺乳动物的大脑皮质分为3 种类型：类啮齿类型、类普通哺乳类型和类灵长类型。

动物的脑皮质是具有不同结构的层状神经组织。在哺乳动物中，典型的大脑皮质由不同形态的细胞层构成，从表面到深层分为 6 层：①分子层，神经元小且少，主要是水平细胞和星形细胞，以及与皮质表面平行的神经纤维；②外颗粒层，由星形细胞和少量小型锥体细胞构成；③外锥体细胞层，较厚，由许多中、小型锥体细胞和星形细胞组成；④内颗粒层，细胞密集，多数是星形细胞；⑤内锥体细胞层，主要由中、大型锥体细胞组成；⑥多形细胞层，以梭形细胞为主，还有锥体细胞和颗粒细胞。在脑的不同区域，这 6 个细胞层所占的比例是不同的。

新生大鼠外颗粒层由 4～5 层细胞组成，出生后细胞继续分裂增生，至第 7～10 天达最高峰，以后随着细胞的不断向内迁移，在第 13 天已变薄，第 16 天仅有 1～2 层细胞，于第 20 天以后消失。外颗粒层发育最盛时，可明显分为外、内两个层次，外层细胞较大、排列紧密，常见分裂相，内层细胞小而松散，与分子层内的梭形细胞相移行，后者是分裂后形成的神经细胞，它向内迁移越过浦肯野细胞体，在其深面分化为颗粒细胞。一部分细胞定居在分子层内，分化为篮状细胞和星状细胞。

根据 Clark（1924）的分类方法和脑细胞构筑不同，将树鼩大脑皮质分为下列几个区：视皮质区、贝兹细胞区、顶区、颞区、额区、岛叶区、胼胝体压部后区和扣带回上区。视皮质区与灵长类的 Brodmann 17 区在细胞构筑上很相似。贝兹细胞区实际上相当于灵长类的运动皮质。顶区的特征是分子层和锥体层所处的位置较深，内颗粒层发育良好。颞区的内颗粒层发育很好，且锥体层细胞排列也比上述几个区更整齐，此区的细胞构筑与灵长类 Brodmann 20 区相似。额区后邻贝兹细胞区，前至额极，特征是分子层较深，内颗粒层呈散在状态，所以很难确定此区的边界。

小脑皮质被平行沟分隔成许多小叶，由外到内分 3 层：①分子层，较厚，神经元较少，主要由星形细胞和篮状细胞组成；②浦肯野细胞层，由一层浦肯野细胞胞体组成；③颗粒层，由密集的颗粒层细胞和高尔基细胞组成。皮质下方为髓质。分子层和颗粒层内的神经元是中间神经元，浦肯野细胞是小脑皮质的传出神经元。

研究发现，SD 大鼠、树鼩和恒河猴三种动物的小脑亚成体与新生动物相比，增重倍数分别为 SD 大鼠 4.96 倍、树鼩 7.36 倍、恒河猴 7.99 倍，增长比例逐步提高；这反映出 3 种动物小脑的发育随后天活动能力增强而提高，从感观判断，恒河猴和树鼩在笼内翻滚、上蹿下跳、取食、逃避抓捕等动作均比大鼠灵活，3 种动物机动灵活性与后天小脑增重倍数关系相关，这也支持树鼩小脑发育比大鼠明显好，且接近猴类的事实。

第一节　额　　叶

树鼩额区特征是分子层较深，内颗粒层呈散在状态，所以很难确定此区的边界。内颗粒层中缺乏大细胞，这个区域与灵长类额叶的细胞构筑差别较大。在灵长类，额叶皮质具有较厚的内颗粒皮质，这是动物是否具有前额叶的明显标志。树鼩的额叶缺乏颗粒层，这是它区别于灵长类的一个特征。此区后邻贝兹细胞区，前至额极。额区的边界不同于顶颞区的边界，比较清楚，细胞构筑较为均一，不易划分亚区。Rempie 等对树鼩额顶叶的连接模式进行了研究，发现树鼩这块皮质的连接模式类似于原猴类的连接模式，而不同于其他非灵长类哺乳类（图 1-2-1～图 1-2-7）。

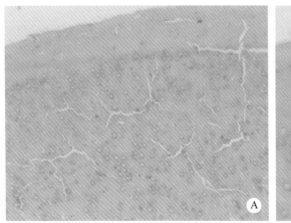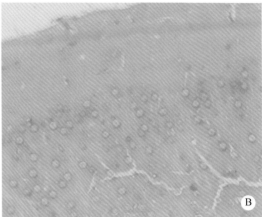

图 1-2-1　大鼠额叶皮质（尼氏染色，A.100×，B.400×）

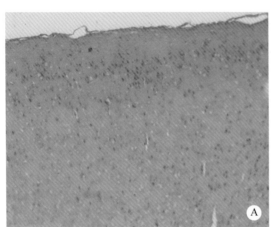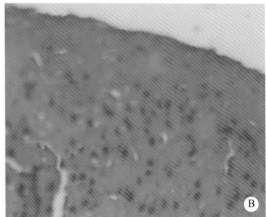

图 1-2-2　树鼩额叶皮质（尼氏染色，A.100×，B.400×）

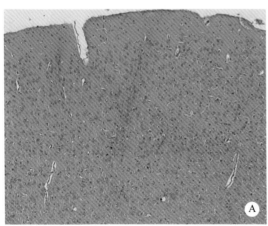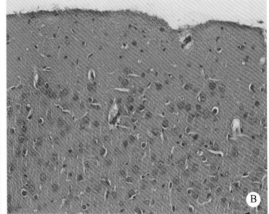

图 1-2-3　大鼠额叶皮质（HE 染色，A.100×，B.400×）

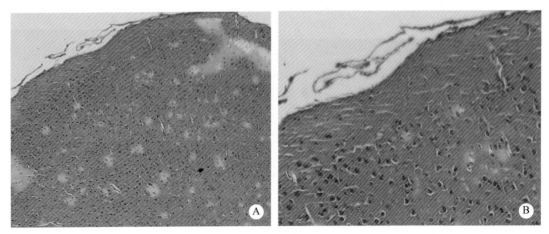

图 1-2-4　树鼩额叶皮质（HE 染色，A.100×，B.400×）

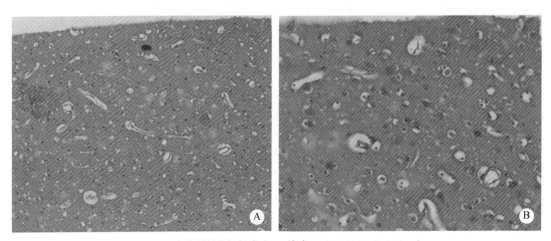

图 1-2-5　恒河猴额叶皮质（HE 染色，A.100×，B.400×）

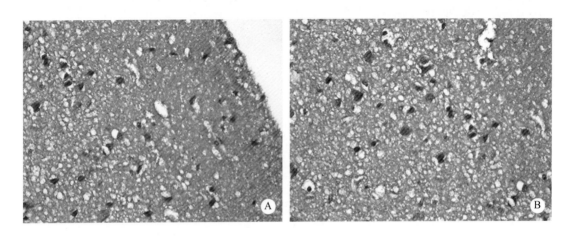

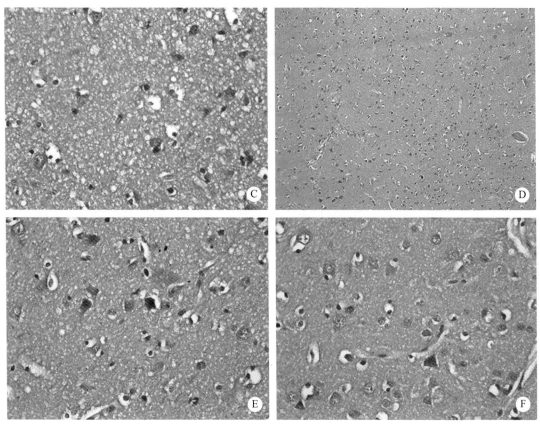

图 1-2-6 人额叶皮质（HE 染色，400×）

A. 分子层；B. 外颗粒层；C. 外锥体细胞层；D. 内颗粒层；E. 内锥体细胞层；F. 多形细胞层

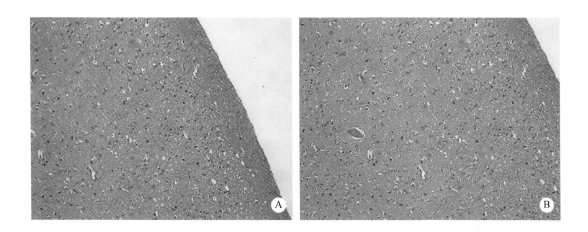

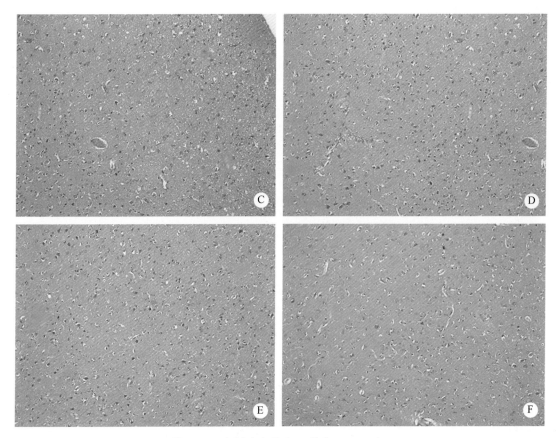

图 1-2-7　人额叶皮质（HE 染色，100×）

A. 分子层；B. 外颗粒层；C. 外锥体细胞层；D. 内颗粒层；E. 内锥体细胞层；F. 多形细胞层

第二节　顶　　叶

　　树鼩顶区的特征是分子层和锥体层所处的位置较深，内颗粒层发育良好。在此区中锥体细胞发育较好，在内颗粒层中也有散在的锥体细胞。同贝兹细胞区和视区相比，顶区的边界相对不是很清楚。它前邻贝兹细胞区，后邻视区，但并未与此二区直接接触。因为在其边界上，有一个特殊细胞构筑的皮质带，这个带的特点是内颗粒层不清楚，而锥体层发育较好。顶区和颞区的分界相当模糊，两个区域的细胞构筑有一个过渡过程。整个皮质的厚度为 1.43mm（图 1-2-8 ～图 1-2-15）。

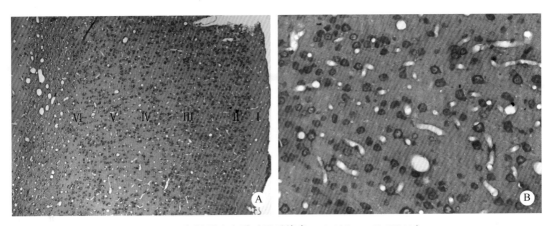

图 1-2-8　大鼠顶叶皮质（尼氏染色，A.100×，B.400×）

Ⅰ.分子层；Ⅱ.外颗粒层；Ⅲ.外锥体细胞层；Ⅳ.内颗粒层；Ⅴ.内锥体细胞层；Ⅵ.多形细胞层

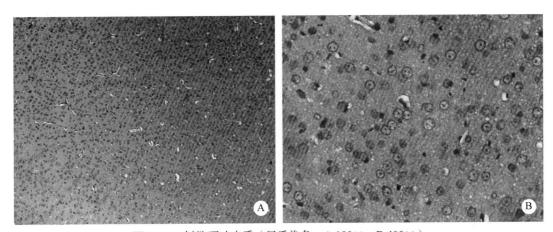

图 1-2-9　树鼩顶叶皮质（尼氏染色，A.100×，B.400×）

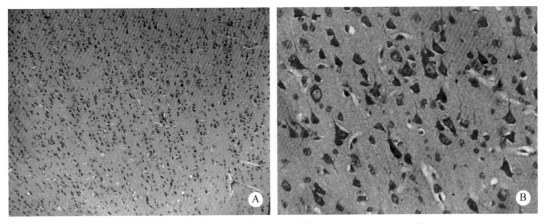

图 1-2-10　恒河猴顶叶皮质（尼氏染色，A.100×，B.400×）

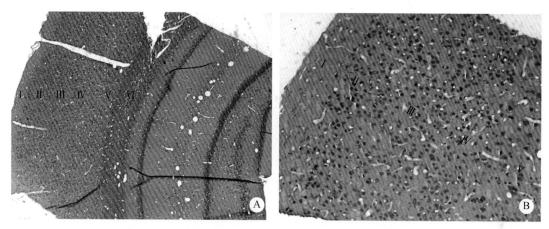

图 1-2-11　大鼠顶叶皮质（HE 染色，A.100×，B.400×）

Ⅰ. 分子层；Ⅱ. 外颗粒层；Ⅲ. 外锥体细胞层；Ⅳ. 内颗粒层；Ⅴ. 内锥体细胞层；Ⅵ. 多形细胞层

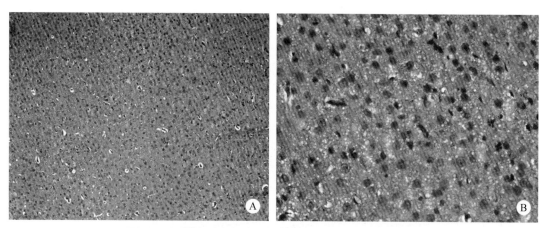

图 1-2-12　树鼩顶叶皮质（HE 染色，A.100×，B.400×）

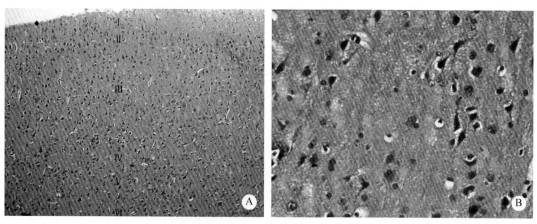

图 1-2-13　恒河猴顶叶皮质（HE 染色，A.100×，B.400×）

Ⅰ. 分子层；Ⅱ. 外颗粒层；Ⅲ. 外锥体细胞层；Ⅳ. 内颗粒层；Ⅴ. 内锥体细胞层；Ⅵ. 多形细胞层

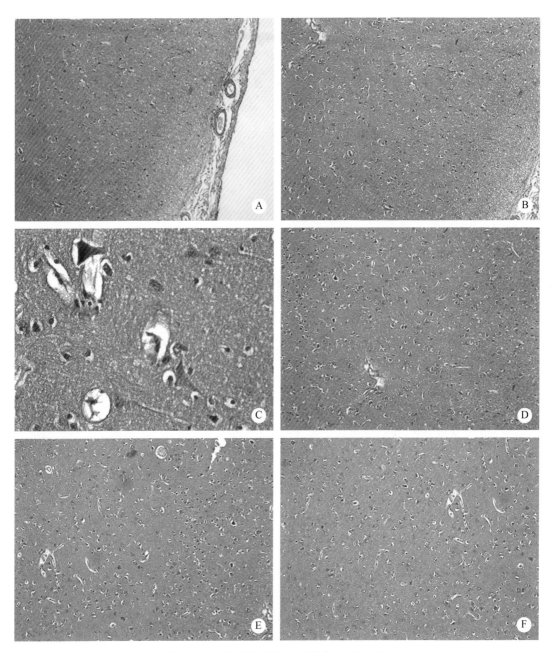

图 1-2-14 人顶叶皮质（HE 染色，100×）

A.分子层；B.外颗粒层；C.外锥体细胞层；D.内颗粒层；E.内锥体细胞层；F.多形细胞层

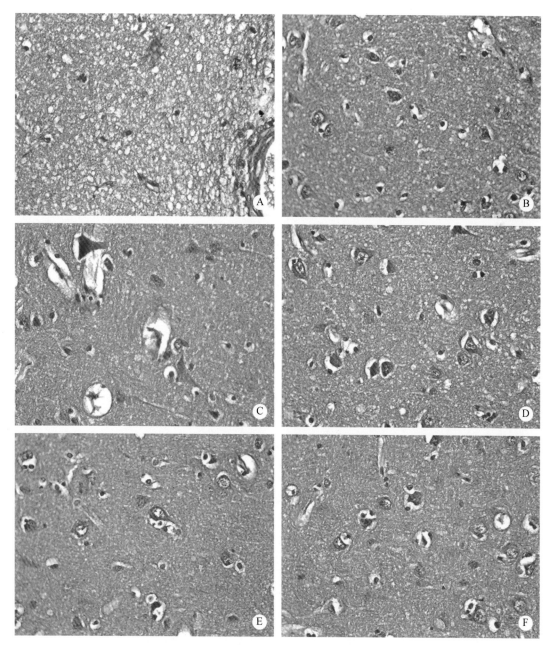

图 1-2-15　人顶叶皮质（HE 染色，400×）

A. 分子层；B. 外颗粒层；C. 外锥体细胞层；D. 内颗粒层；E. 内锥体细胞层；F. 多形细胞层

第三节　颞　　叶

　　树鼩颞区的内颗粒层发育很好，且锥体层细胞排列也比上述几个区更整齐。内锥体细胞层的锥体细胞发育很好，且更整齐。但在颞区腹侧，内颗粒层发育较差。此区范围内还可见到一些大细胞。此区的细胞构筑与灵长类 Brodmann 20 区相似。此区的厚度平均为 1.48mm（图 1-2-16 ～图 1-2-22）。

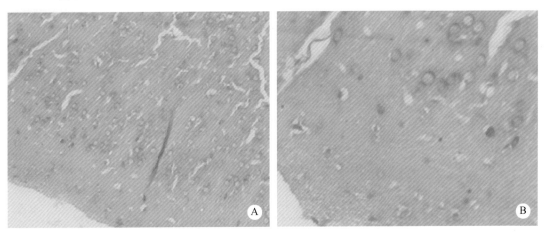

图 1-2-16　大鼠颞叶皮质（尼氏染色，A.100×，B.400×）

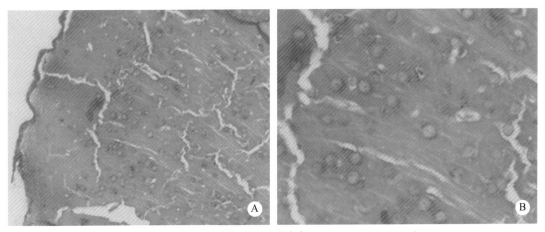

图 1-2-17　树鼩颞叶皮质（尼氏染色，A.100×，B.400×）

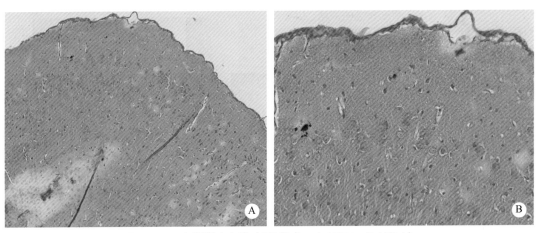

图 1-2-18　大鼠颞叶皮质（HE 染色，A.100×，B.400×）

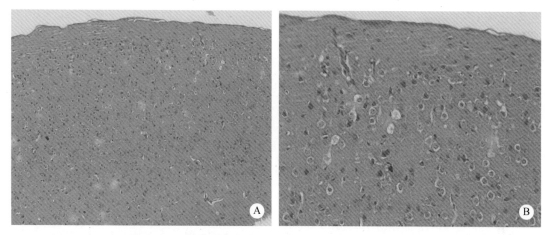

图 1-2-19 树鼩颞叶皮质（HE 染色，A.100×，B.400×）

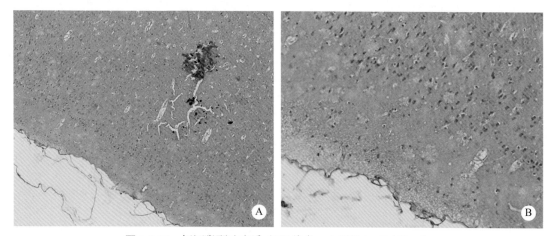

图 1-2-20 恒河猴颞叶皮质（HE 染色，A.100×，B.400×）

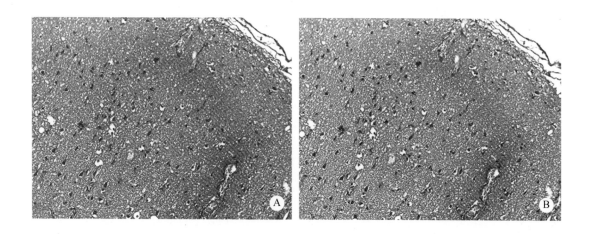

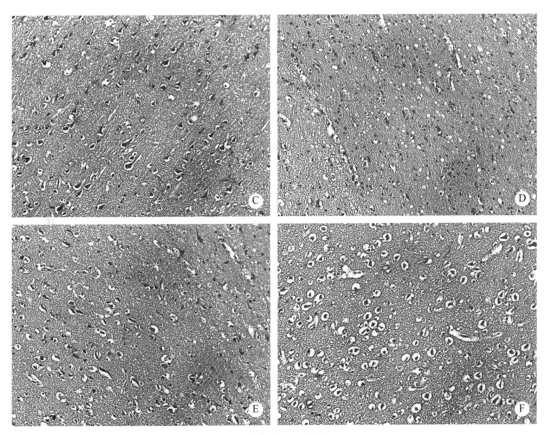

图 1-2-21　人颞叶皮质（HE 染色，200×）

A. 分子层；B. 外颗粒层；C. 外锥体细胞层；D. 内颗粒层；E. 内锥体细胞层；F. 多形细胞层

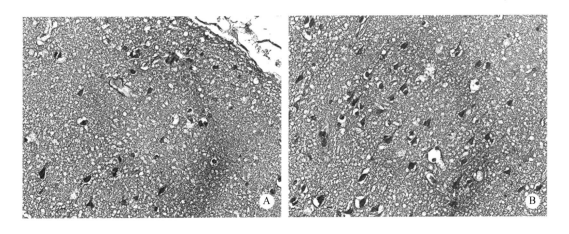

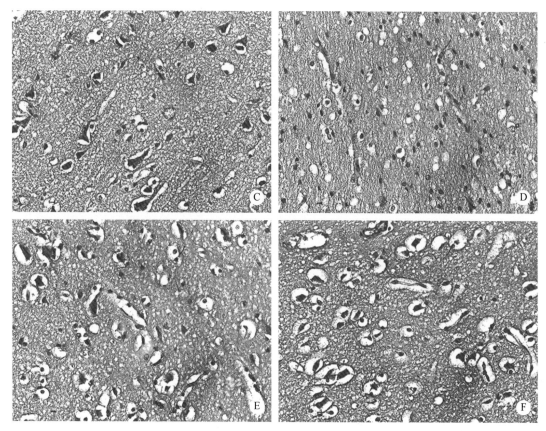

图 1-2-22　人颞叶皮质（HE 染色，400×）

A. 分子层；B. 外颗粒层；C. 外锥体细胞层；D. 内颗粒层；E. 内锥体细胞层；F. 多形细胞层

第四节　枕　　叶

　　树鼩视皮质区与灵长类的 Brodmann 17 区在细胞构筑上很相似，其特征是有一条着色较浅的"带"，实为内含较少细胞的细胞层。此条带中含有神经纤维，以及一个边界清楚的内颗粒层。和树鼩进行了比较，发现两者的情况是相反的，表明了树鼩和灵长类的差异（图 1-2-23～图 1-2-27）。

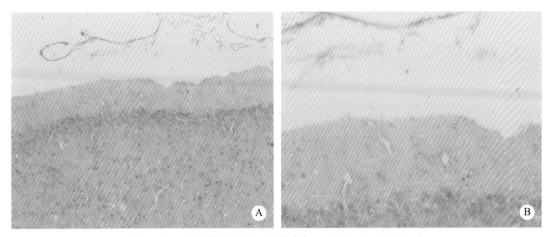

图 1-2-23　大鼠枕叶皮质（尼氏染色，A.100×，B.400×）

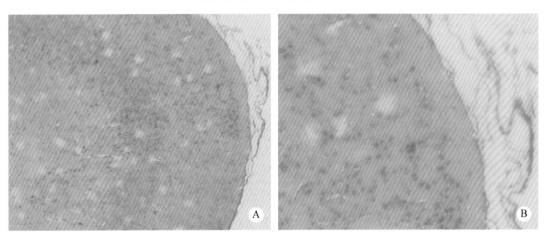

图 1-2-24　树鼩枕叶皮质（尼氏染色，A.100×，B.400×）

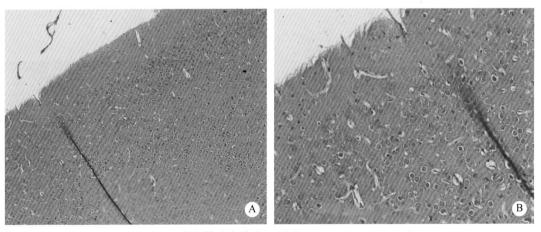

图 1-2-25　大鼠枕叶皮质（HE 染色，A.100×，B.400×）

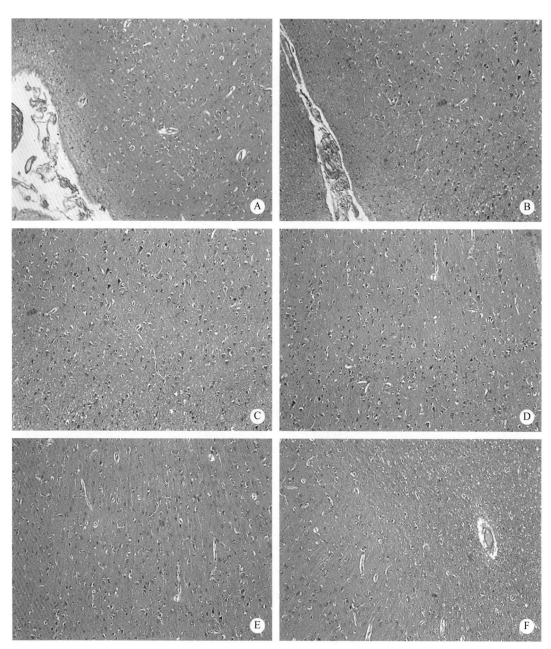

图 1-2-26　人枕叶皮质（HE 染色，100×）

A. 分子层；B. 外颗粒层；C. 外锥体细胞层；D. 内颗粒层；E. 内锥体细胞层；F. 多形细胞层

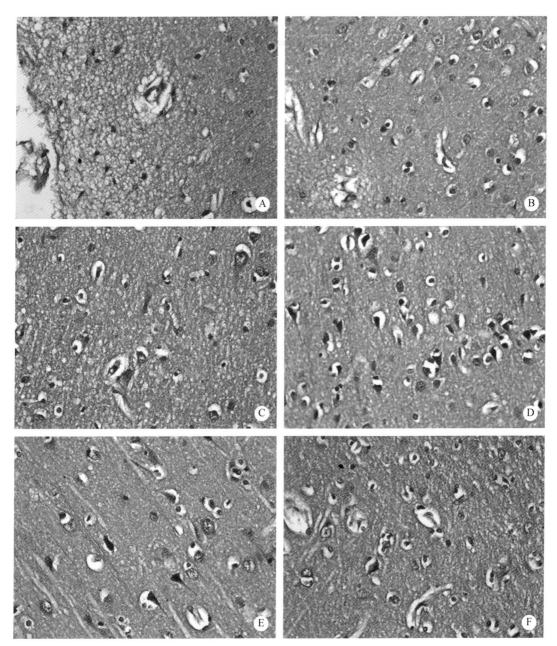

图 1-2-27 人枕叶皮质（HE 染色，400×）

A. 分子层；B. 外颗粒层；C. 外锥体细胞层；D. 内颗粒层；E. 内锥体细胞层；F. 多形细胞层

第三章 脑影像学

第一节 CT

影像学检查在中枢神经系统疾病的诊断及疗效观察上不可或缺,目前最常用的影像学检查手段是 CT 和 MRI。

CT 与 X 线图像所示的黑白影像一样,黑影表示低吸收区,即低密度区,如含气体多的肺部;白影表示高吸收区,即高密度区,如骨骼。但是 CT 可以更好地显示由软组织形成的结构,如脑、脊髓、纵隔、肺、肝、胆、胰及盆部器官等,并在良好的解剖图像背景上显示出病变的影像(图 1-3-1)。

颅脑CT一般采用横轴位,CT扫描基线采用眦耳线(即眼外眦与外耳道中心连线)或上眶耳线(眦耳线向后倾斜20°),层厚8～10mm,依次向上连续扫描8～10个层面。CT平扫及增强扫描是颅内各种疾病的主要影像检查方法,能够发现大多数疾病。CT 平扫对于颅骨骨折、急性颅脑外伤、急性脑出血、急性蛛网膜下腔出血、脑梗死等颅脑疾病多可做出诊断。增强 CT 扫描有助于进一步明确病变的性质,有利于评价颅内病变血脑屏障破坏程度及颅内肿瘤血供情况,常用于平扫显示不清、疑有等密度灶或病变定性困难者。对于颅内肿瘤、血管畸形、炎症等病变大多数需要进行增强扫描。三维 CT 重建可多方位、立体地显示颅脑正常及病变的情况,可用于观察颅骨骨折、颅骨病变及颅骨缺损等(图 1-3-2 ～图 1-3-5)。

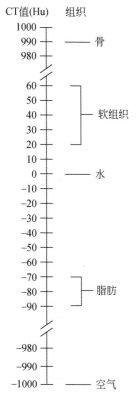

图 1-3-1 人体组织 CT 值

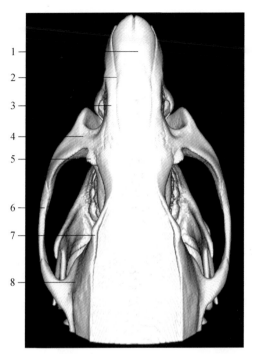

图 1-3-2　大鼠颅脑三维 CT 表现

1. 鼻骨 nasal bone
2. 鼻前颌缝 sutura nasoincisiva
3. 前颌骨 premaxillary bone
4. 上颌骨 maxilla
5. 泪骨 lacrimal bone
6. 颧骨 zygomatic bone
7. 额嵴 crista feontalis
8. 鳞状骨 squamous bone

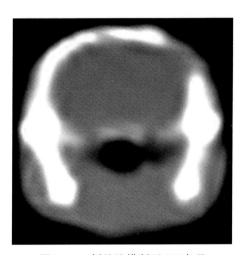

图 1-3-3　树鼩脑横断面 CT 表现

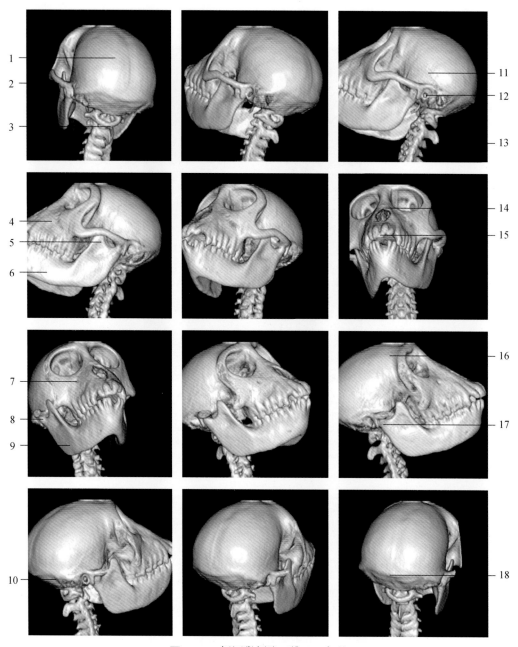

图 1-3-4　恒河猴颅脑三维 CT 表现

1. 顶骨 parietal bone
2. 颧骨 zygomatic bone
3. 寰椎 atlas
4. 上颌骨 maxilla
5. 冠状突 coronoid process
6. 下颌骨体 body of mandible
7. 眶下孔 infra-orbital foramen
8. 髁突 condylar process
9. 下颌支 ramus of mandible
10. 枕骨 occipital bone
11. 颞骨 temporal bone
12. 外耳门 extrenal acoustic meatus
13. 枢椎 axis
14. 鼻骨 nasal bone
15. 中切牙 central incisor
16. 额骨 frontal bone
17. 髁突 condylar process
18. 枕外隆突 external occipital protuberance

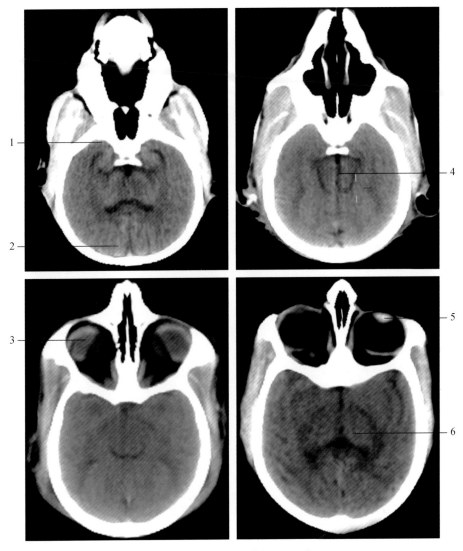

图 1-3-5　恒河猴脑横断面 CT 表现

1. 额叶 frontal lobe
2. 枕叶 occipital lobe
3. 玻璃体 vitreous body
4. 第三脑室 third ventricle
5. 晶状体 lens
6. 丘脑 thalamus

第二节　PET-CT

正电子发射断层成像（positron emission tomography，PET）属于核医学显像技术，是一种利用生物体内部注入正电子发射性标记的化合物而在体外测量其空间分布和时间特性的三维成像技术。

通过将 ^{11}C、^{13}N、^{15}O、^{18}F 等核素标记在生物体所需营养物质（如葡萄糖、氨基酸、水和氧等）或药物上，PET 可以从体外无创、定量、动态地观察这些物质进入人体后的生理、生化变化，从分子水平洞察代谢物或药物在正常组织或病理组织中的分布和活动。通过使用不同的药物，可以检测组织的葡萄糖代谢活性、蛋白质合成速率，以及受体的密度和分布等。

^{18}FDG 是最常用的 PET 药物，占目前临床应用的 90% 以上。^{18}FDG 进入组织，能像葡萄糖一样被摄取和磷酸化，但几乎不被进一步降解或返回血液，被"陷入"细胞内的 ^{18}FDG 在一定时间内相对稳定，可以用于反映组织对葡萄糖的需要量（也称利用率或代谢率）。^{18}FDG 可以用来测定脑各功能区的代谢以及诊断多种肿瘤等。

PET 在神经系统中的应用：

（1）局部耗氧量的减少与葡萄糖代谢率的增加是恶性肿瘤的重要表现形式。^{18}FDG PET 显像结果对脑肿瘤的病理分型，良恶性的鉴别和分级、分期，肿瘤复发和放疗、化疗坏死的鉴别等有重要价值。

（2）PET 可用来研究脑缺血和梗死时的一些参数，如局部脑氧代谢、氧摄取分数和局部脑血流量等血流代谢定量指标，从而为脑血管病的早期诊断、及时治疗和预后评估等方面提供依据。

（3）PET 显像不仅能发现癫痫患者的发作灶，为手术切除提供定位，而且还能探讨癫痫发作的机制。应用受体显像可以研究脑功能化学机制的变化，为精神分裂症、早发性痴呆等疾病的早期诊断提供客观依据。

脑 PET-CT 表现见图 1-3-6 ～图 1-3-8。

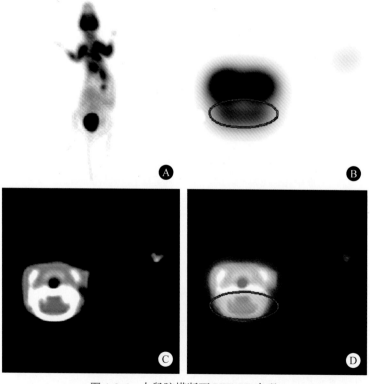

图 1-3-6　大鼠脑横断面 PET-CT 表现

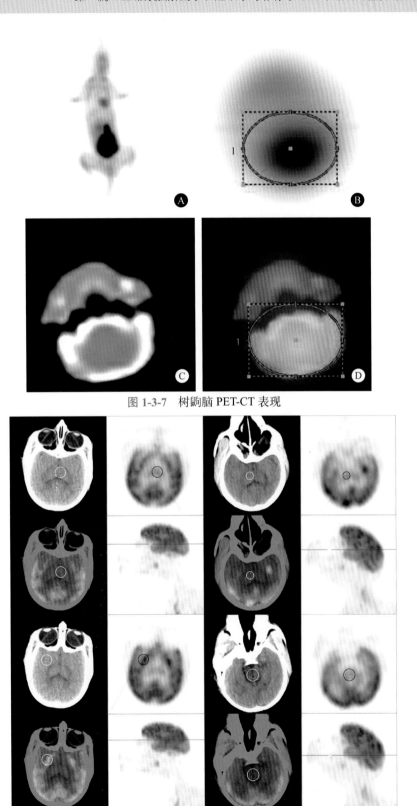

图 1-3-7　树鼩脑 PET-CT 表现

图 1-3-8　恒河猴脑横断面 PET-CT 表现

第三节　MRI

　　磁共振成像（magnetic resonance imaging，MRI）是通过对静磁场中的机体施加某种特定频率的射频脉冲，使机体组织中的氢质子受到激励而发生磁共振现象，当终止射频脉冲后，质子在弛豫过程中感应出 MR 信号；经过对 MR 信号的接收、空间编码和图像重建等处理，即产生 MR 图像。

　　MRI 是多参数成像，其成像参数主要包括 T_1、T_2 和质子密度等，可分别获得同一解剖部位或层面的 T_1WI、T_2WI 和 PDWI 等多种图像；而包括 CT 在内的 X 线成像，只有密度一个参数，仅能获得密度对比一种图像。在 MRI 中，T_1WI 上的影像对比主要反映的是组织间 T_1 的差别；T_2WI 上的影像对比主要反映的是组织间 T_2 的差别；而 PDWI 上的影像对比主要反映的是组织间质子密度的差别。正常组织在 T_1WI 和 T_2WI 的信号强度和影像灰度见表 1-3-1。

表 1-3-1　几种正常组织在 T_1WI 和 T_2WI 上的信号强度和影像灰度

信号	脑白质	脑灰质	肌肉	脑脊液和水	脂肪	骨皮质	骨髓质	脑膜
T_1WI	较高	中等	中等	低	高	低	高	低
	白灰	灰	灰	黑	白	黑	白	黑
T_2WI	中等	较高	中等	高	较高	低	中等	低
	灰	白灰	灰	白	白灰	黑	灰	黑

　　颅脑 MRI 常规采用横轴位、矢状位扫描（图 1-3-9～图 1-3-12）。平扫适用于绝大多数颅脑病变。MRI 显示大脑灰白质对比明显优于 CT。T_1WI 上解剖结构显示较好，T_2WI 上发现病变敏感，FLAIR 像较 T_2WI 发现病变的敏感性更高，脂肪抑制序列图像常用于颅

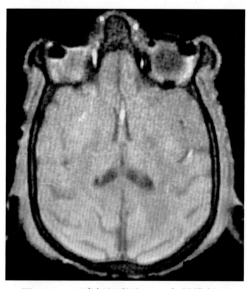

图 1-3-9　正常恒河猴脑 MRI 扫描横断面

内含脂肪变，对于小病灶如垂体微腺瘤需采用高分辨率 MR 成像。颅脑 MRI 对脑肿瘤、脑炎性病变、脑白质病变、脑梗死、脑先天性异常等的诊断比 CT 更敏感，可发现早期病变，定位也更准确。对颅底及脑干的病变因无伪影可显示得更清楚。MRI 可不用造影剂显示脑血管，发现有无动脉瘤和动静脉畸形。MRI 还可直接显示一些脑神经，可发现发生在这些神经上的早期病变。

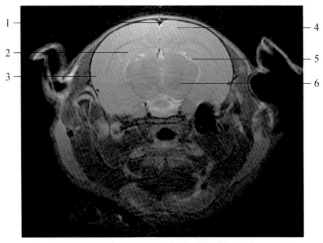

图 1-3-10　大鼠脑 MRI 扫描横断面

1. 大脑纵裂 cerebral longitudinal fissure
2. 海马 hippocampus
3. 颞叶 temporal lobe
4. 顶叶 parietal lobe
5. 侧脑室 lateral ventricle
6. 尾状壳核 caudate putamen

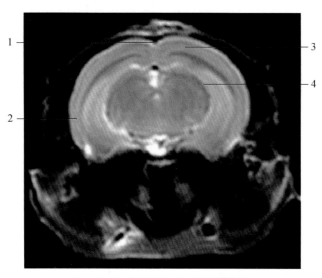

图 1-3-11　树鼩脑 MRI 扫描横断面

1. 大脑纵裂 cerebral longitudinal fissure
2. 颞叶 temporal lobe
3. 顶叶 parietal lobe
4. 侧脑室 lateral ventricle

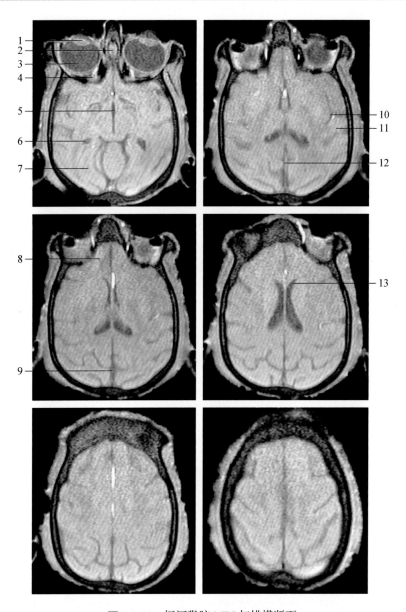

图 1-3-12　恒河猴脑 MRI 扫描横断面

1. 晶状体 lens
2. 鸡冠 crista galli
3. 玻璃体 vitreous body
4. 视神经 optic nerve
5. 第三脑室 third ventricle
6. 侧脑室后角 posterior horn of lateral ventricle
7. 枕叶 occipital lobe

8. 额叶 frontal lobe
9. 大脑纵裂 longitudinal cerebral fissure
10. 外侧裂池 cistern of lateral sulcus
11. 颞叶 temporal lobe
12. 大脑镰 cerebral falx
13. 侧脑室前角 anterior horn of lateral ventricle

第二篇

脑撞击伤（SD大鼠和树鼩）

第四章 脑撞击伤

伴随全球经济、交通的迅猛发展，创伤性颅脑损伤的发生率逐年升高，过去五年升高约21%，这极大地损害了人们的生命健康和生活质量。随着显微外科技术、损伤控制理论、院前救治体系、颅脑创伤康复治疗的迅猛发展与逐步完善，颅脑创伤救治水平不断提高，其死亡率逐年下降，但是仍存在许多问题尚未解决。颅脑创伤的患者大多数为青壮年，如果不能得到有效治疗，将严重影响社会劳动力，给家庭和社会带来沉重的经济和精神负担。近年来，许多学者重视颅脑损伤及其合并伤的诊治，进一步降低患者的死亡率和致残率，提高生活质量，使其重返工作岗位。目前国内外对于颅脑损伤的诊断、临床救治已有一些统一的、规范的、疗效确切的治疗指南。但是对于标准治疗方案国内外研究中也仍然存在争议，损伤机制不完全明确是其重要原因。寻找确切有效的颅脑创伤治疗的切入点，无疑是目前神经外科和创伤外科研究面临的严峻挑战。

对于脑外伤的研究始终离不开基础实验的发现。所以颅脑损伤（TBI）动物模型的成熟是脑外伤基础研究的基础。目前，模型动物脑外伤主要集中于大脑皮质及海马。脑外伤的预后主要取决于外伤后的数分钟至数周之间的时间窗内所发生的生物和细胞事件。在机械力作用于头部的那一刻，脑组织即发生结构和功能上的破坏，被称为原发性脑损伤。伤后的继发性损伤是一系列复杂的病理过程，包括去极化、离子稳态失衡、谷氨酸的兴奋性中毒、氧化亚氮和氧自由基的释放、脂质过氧化反应、血脑屏障的破坏、脑水肿、继发性出血、组织缺血、颅内压增高、线粒体功能失调、轴突断裂、炎症、凋亡和细胞坏死。在损伤发生后，这些病理过程都不是唯一的发生机制，它们或多或少地伴随发生，其中一些早期事件可能触发或加重了其他一些较晚发生的病理事件。同时，一些缓慢发生的病理改变如血管新生、星形细胞的转化和功能异常，以及突触连接的改变，则导致了患者的癫痫、精神认知功能障碍，还有如阿尔茨海默病等神经变性疾病。在脑外伤后，原发性和继发性的生物学、分子学、生理学和解剖学事件多方面互相作用，最终导致了细胞死亡和组织缺失。

TBI模型制备：①麻醉。以3.6%水合氯醛腹腔注射（1ml/100g）进行麻醉。②备皮。麻醉起效后用电动剃毛器剃除大鼠或树鼩头顶部毛发。③消毒铺巾。在头部皮肤铺无菌孔巾。④暴露创口。沿矢状缝用手术刀切开头皮，暴露左侧顶骨，刮除骨膜，清晰暴露出十字形前囟和人字形后囟及矢状缝，于矢状缝旁开1mm，以前后囟连线的中点为中心用牙科钻凿开以直径为5mm的窗骨（避免损失硬脑膜），棉球止血。⑤损伤。采用自由落体撞击伤方法制备创伤性脑外伤大鼠和树鼩模型，击锤质量为50g，打击高度为30cm。撞击杆底端与大脑接触面为一个直径4mm的球面。将大脑放置于自由落体损伤装置低板上，头部面向自由落体损伤器，尾部面向操作者正前方，食指和拇指捏住头部两侧固定于撞击杆正下方，撞击杆（每次撞击前用医用碘伏消毒液消毒撞击杆）低端置于左侧头顶颅骨开窗处，50g击锤从30cm处自由坠落冲击撞击杆造成脑损伤，撞击后立即移除撞击杆。⑥关闭切口。移除撞击杆后使用无菌棉球清理创口，缝合头皮，然后使用医用碘伏再次消毒伤口。⑦术后护理。术后将动物置于暖箱旁，保持体温37℃，待其完全苏醒后，放回饲养笼饲养。每只大鼠或树鼩每天腹腔注射氨苄西林（剂量20IU）预防感染，持续3天。

TBI行为学评价：采用NSS（神经功能损伤严重程度评分）标准（18分制）分别于术后1天、3天、5天、7天、9天、11天、13天、15天对其进行行为学评分，损伤越重，分值越高。

实验操作中的注意事项：①麻醉时注射器针头从一侧后肢内侧的腹股沟倾斜45°，向内上方（头端）刺入腹腔，可感觉到明显的落空感，回抽无血液和尿液后，方可注射，注射完毕后留针1分钟再迅速拔除针头，避免把药注射到后肢大腿肌肉，影响麻醉效果。②开骨窗时小心、仔细操作牙科钻，避免损伤矢状窦引起大出血导致失血性休克，增加实验动物的死亡率。如果不小心损伤矢状窦引起出血，立即停止操作，棉球压迫颅骨窗口3～10分钟，止血后再继续操作。③可用移液枪头套在牙科钻钻头上，使钻头仅露出移液枪前端2mm，这样骨钻开窗时可有效避免因用力过度而导致钻头下探过深损害大脑皮质。

采用本方法制作的都是TBI模型，可靠性高，动物死亡率极低。采用50g砝码、撞击高度30cm，可造成中度脑损伤，神经损伤症状明显。实验开始前的准备工作很重要，包括实验动物的准备、手术器械包的消毒、麻醉药液的制备、抗生素的制备等，只有准备工作完备才能使实验顺利开展。动物模型制备过程中最关键的步骤为骨窗的开凿，这直接关系到模型制作的成败。开骨窗过程中，如果不小心损伤矢状窦则导致头部创口出血过多，术后24～48小时内动物极易死亡；如果骨窗过小，则打击时撞击杆卡在颅骨上，达不到损伤皮质的目的。

第一节 大鼠脑撞击伤

大鼠颅骨撞击伤顶面、脑撞击伤顶面、脑顶面见图2-4-1～图2-4-3。

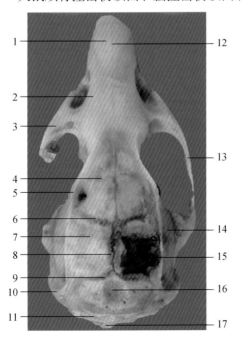

图 2-4-1 大鼠颅骨撞击伤顶面

1. 鼻骨 nasal bone
2. 前颌骨 premaxillary bone
3. 上颌骨 maxilla
4. 额骨 frontal bone
5. 额嵴 crista feontalis
6. 冠状缝 coronal suture
7. 顶骨 parietal bone
8. 矢状缝 sagittal suture
9. 顶间缝 sutura interparietalis
10. 鼓骨上嵴 crista supratympanica
11. 人字缝 lambdoid suture
12. 鼻间缝 internasal suture
13. 颧骨 zygomatic bone
14. 鳞状骨 squamous bone
15. 颅骨创口 skull wound
16. 顶间骨 interparietal bone
17. 枕骨 occipital bone

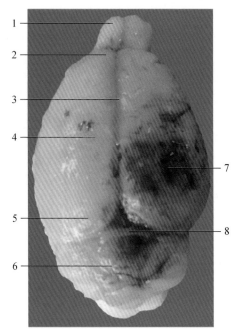

图 2-4-2　大鼠脑撞击伤顶面

1. 嗅球 olfactory bulb
2. 额叶 frontal lobe
3. 大脑纵裂 longitudinal cerebral fissure
4. 顶叶 parietal lobe
5. 枕叶 occipital lobe
6. 小脑 cerebellum
7. 脑撞击伤 brain injury
8. 小脑幕 tentorium cerebelli

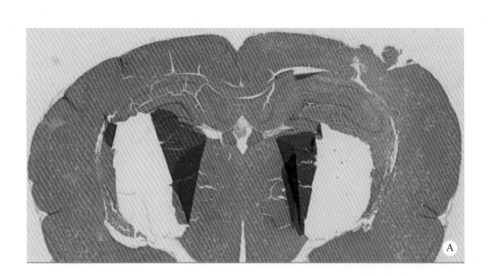

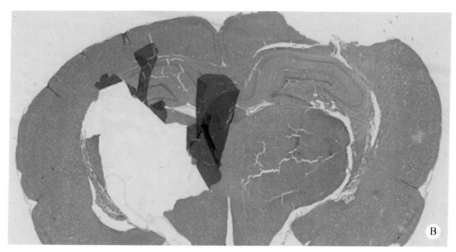

图 2-4-3 大鼠脑撞击伤顶面

第二节 树鼩脑撞击伤

树鼩脑撞击伤见图 2-4-4 ～图 2-4-7。

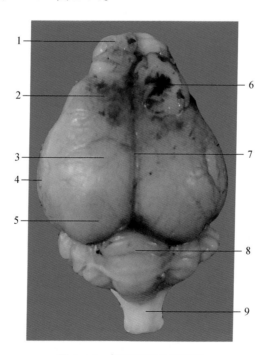

图 2-4-4 树鼩脑撞击伤顶面

1. 嗅球 olfactory bulb
2. 额叶 frontal lobe
3. 顶叶 parietal lobe
4. 颞叶 temporal lobe
5. 枕叶 occipital lobe
6. 脑撞击伤 brain injury
7. 大脑纵裂 longitudinal cerebral fissure
8. 小脑 cerebellum
9. 延髓 medulla oblongata

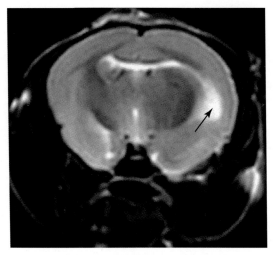

图 2-4-5　树鼩脑撞击伤 MRI 表现

↗树鼩脑撞击伤后，头颅 MRI 示右侧颞顶叶高信号影

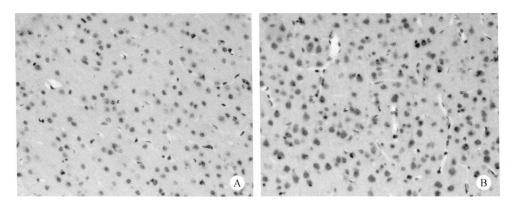

图 2-4-6　树鼩脑撞击伤组织学表现（caspase-3 染色，400×）

A.假手术组；B.创伤性脑外伤组

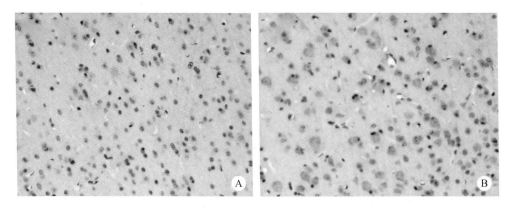

图 2-4-7　树鼩脑撞击伤组织学表现（IL-6 染色，400×）

A.假手术组；B.创伤性脑外伤组

第三篇
颅脑损伤

第五章 颅脑损伤（不需要手术）

第一节 颅盖骨折

闭合性颅脑损伤中颅骨骨折占15%～20%。颅骨骨折的严重性常常并不在于骨折本身，而在于可能同时并发的脑膜、脑、颅内血管和脑神经的损伤。

发病机制：颅骨遭受外力时是否造成骨折，主要取决于外力大小、作用方向和致伤物与颅骨接触的面积及颅骨的解剖结构特点。外力作用于头部瞬间，颅骨产生弯曲变形，外力作用消失后，颅骨又立即弹回。如外力较大，使颅骨的变形超过其弹性限度，即发生骨折。

分类：①按骨折形态分为线性骨折、凹陷性骨折、粉碎性骨折、穿入性骨折。粉碎性骨折多呈凹陷性，一般列入凹陷性骨折内。②按骨折部位分为颅盖骨折、颅底骨折。③按创伤性质分为闭合性骨折、开放性骨折，依骨折部位是否于外界相通区别。颅底骨折虽不与外界直接相通，但如伴有硬膜破损引起脑脊液漏或颅内积气，一般视为内开放性骨折。

颅盖骨折：颅盖骨折按形态分为线性骨折和凹陷性骨折两种。前者包括颅缝分离，后者包括粉碎性骨折。线性骨折几乎均为颅骨全层骨折，个别仅为内板断裂。骨折线多为单一者，也可多发，呈线条状或放射状，宽度一般为数毫米，偶尔可达1cm以上。凹陷性骨折绝大多数为颅骨全层凹陷，个别仅为内板内陷。陷入骨折片周边的骨折线呈环状或放射状。婴幼儿颅骨质软，着力部位可产生看不到骨折线的乒乓球样凹陷。

临床表现：线性骨折除可能伴有头皮损伤（脑挫裂伤、头皮血肿）外，骨折本身仅靠触诊很难发现，常需依据X线摄片或CT骨窗影像判断。但纤细的骨折线有时仍会被遗漏。

范围较大和明显的凹陷性骨折，在软组织出血不多时，触诊多可确定。但小的凹陷性骨折易与边缘较硬的头皮下血肿混淆，需经X线摄片或CT骨窗影像方能鉴别。凹陷性骨折因骨片陷入颅内，使局部脑组织受压或产生脑挫裂伤，临床上可出现相应的病灶症状和局限性癫痫。如并发颅内血肿，可产生颅内压增高。凹陷性骨折刺破静脉窦可引起致命的大出血。

> 病例1　患者女性，46岁，因12小时前头部外伤入院。伤后出现头痛、流血，呕吐胃内容物，神志模糊，反应迟钝。查体：神志蒙眬，GCS 12分，呼吸平稳，查体欠合作。双侧眼睑肿胀，颜面部肿胀淤青，双瞳等大等圆，直径2mm，对光反射存在，双侧有鼻腔出血、无鼻腔流液，双侧无耳道出血、无耳道流液，双侧无乳突青紫，无口腔出血。

额部 3cm×3cm 不规则裂伤，已清创缝合包扎。左下肢活动受限，其余肢体可按令活动。双侧巴宾斯基征阴性。入院 CT 示左侧额骨骨折（图 3-5-1）。

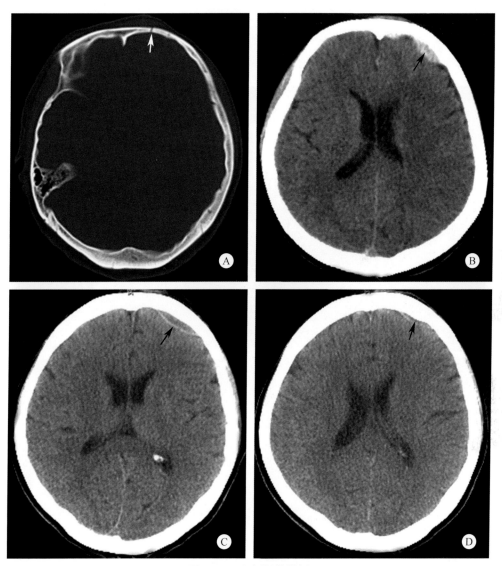

图 3-5-1　左侧额骨骨折

A. 入院 CT（骨窗）示左侧额骨线性骨折，伴有周围软组织肿胀；B. 入院 CT 示左额硬脑膜外血肿；C、D.10 天后复查头颅 CT 示左额硬脑膜外血肿，较老片吸收，密度降低

　　病例2　患者男性，41 岁，因 6 小时前发生头部外伤入院，伤时无昏迷史，伤后出现头晕、头痛、左眼视力下降，无呕吐，无肢体抽搐。查体：神志清楚，GCS 15 分，呼吸平稳，查体合作。左侧眼睑肿胀，左瞳直径 4mm，对光反射消失，右瞳直径 2mm，对光反射存在，双侧有鼻腔出血、无鼻腔流液，双侧无耳道出血、无耳道流液，

双侧无乳突青紫，无口腔出血，头面部皮下肿胀，左侧眶部皮肤裂伤已清创。颈软，无脊柱畸形，左侧桡骨制动中，其余肢体活动可。双侧巴宾斯基征阴性。入院诊断：双侧颞叶脑挫裂伤伴出血、左侧额骨骨折、颅底骨折、颅腔积气、左侧视神经损伤、左侧桡骨骨折、左侧眶部裂。入院CT示左侧额骨骨折、颅底骨折，双侧颞叶脑挫裂伤伴出血。1周后复查CT示两侧颞叶小片脑挫裂伤伴小血肿，较前有所吸收（图3-5-2）。

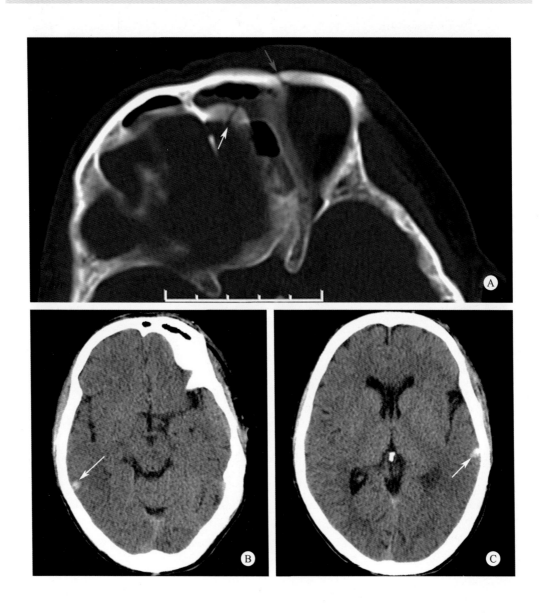

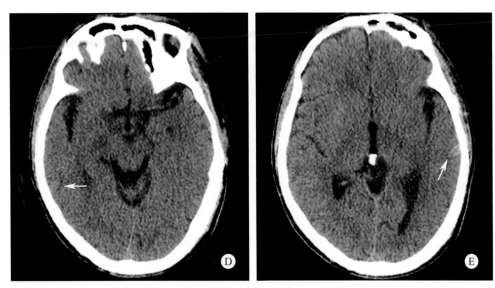

图 3-5-2　左侧额骨骨折伴双侧颞叶脑挫裂伤伴出血

A. 入院 CT 示左侧额骨骨折（↗）、颅底骨折（↗）；B、C. 入院 CT 示双侧颞叶脑挫裂伤伴出血；D、E. 1 周后复查 CT 示两侧颞叶小片脑挫裂伤伴小血肿，较前有所吸收

　　病例 3　患者男性，53 岁，因 5 小时前重物坍塌致头部、面部及胸部外伤入院。伤时无昏迷，有头晕、头痛，无恶心、呕吐，无肢体抽搐，无二便失禁。查体：神志清楚，GCS 15 分，呼吸平稳，查体合作。双侧有眼睑肿胀，双瞳等大等圆，直径 2mm，对光反射存在，双侧有鼻腔出血、有鼻腔流液，双侧无耳道出血、无耳道流液，双侧无乳突青紫，有口腔出血。头部包扎中，额部伤口不规则，少许渗出。额部骨质塌陷。颈软，无脊柱畸形，四肢健肢按令活动。双侧巴宾斯基征阴性。入院诊断：多发性损伤，额部头皮撕脱，头皮裂伤，凹陷性粉碎性额骨骨折，双额少量创伤性硬脑膜下出血，双额脑挫裂伤，创伤性蛛网膜下腔出血，双侧上颌窦壁、筛窦、眼眶、额窦及鼻骨、骨性鼻中隔多发性骨折。入院 CT 示额骨骨折，额部颅板下薄层血肿，筛骨、鼻中隔骨皮质扭曲（图 3-5-3）。

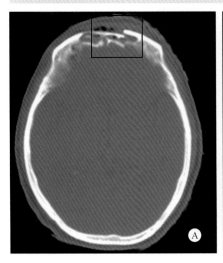
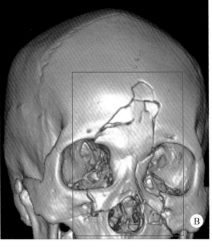

图 3-5-3　凹陷性粉碎性额骨骨折

A. 入院 CT（骨窗）横断面示额骨骨折；B. 入院 CT 三维成像示额骨、鼻骨和上颌骨骨折

病例4　患者男性，因3天前头部外伤入院。伤后出现昏迷，伴头痛、头晕，无恶心、呕吐。查体：神志清楚，GCS15分，双瞳等大等圆，对光反射存在。头部伤口包扎中，面部伤口缝合中，左耳前伤口少许渗出。肢体活动可，病理征阳性。头颅CT示右额凹陷性骨折（图3-5-4），右额脑挫裂伤伴血肿形成。

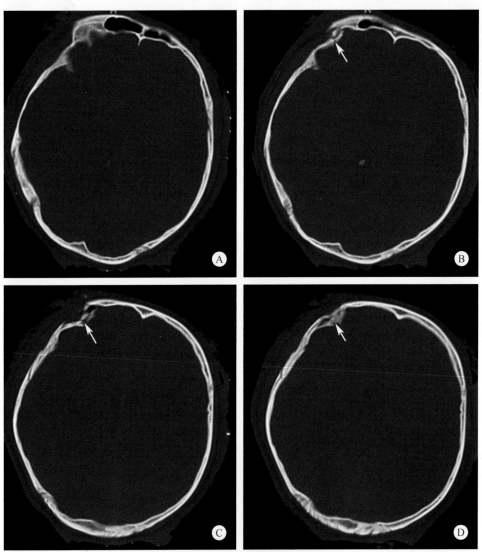

图 3-5-4　凹陷性粉碎性右额骨折

入院CT（骨窗）示右额凹陷性骨折

病例5　患者女性，21岁，因3小时前不慎摔倒致头部外伤入院。伤后出现头痛、头晕、呕吐，无昏迷，无二便失禁。查体：神志清楚，GCS 15分，呼吸平稳，查体合作。双侧无眼睑肿胀，双瞳等大等圆，直径3mm，对光反射存在，双侧有鼻腔出血、无鼻腔流液，双侧无耳道出血、耳道流液，双侧无乳突青紫，无口腔出血，右顶枕头皮肿胀。双侧巴宾斯基征阴性，未行手术治疗。入院 CT 示右顶枕部头皮下血肿，右枕颅板下出血，右颞骨骨折伴乳突气房积液（图 3-5-5）。

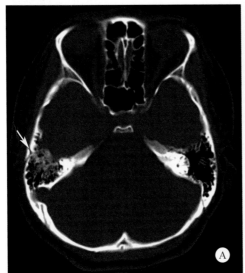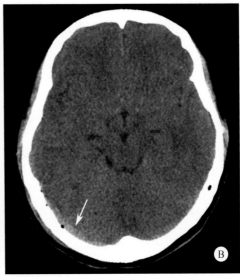

图 3-5-5 右侧颞骨骨折

A. 入院 CT（骨窗）示右侧颞骨骨折；B. 入院 CT 示右枕颅板下创伤性颅内出血

病例 6 患者男性，40 岁，于入院前 6 小时因不慎从 1m 多楼梯处坠落致头部外伤，伤后出现昏迷，持续约 10 分钟，后苏醒，有头痛、头晕，稍恶心，无呕吐。查体：神志清楚，GCS 15 分。枕部头皮肿胀，有压痛，未见伤口。入院 CT 示右侧枕骨线性骨折伴硬脑膜外血肿（图 3-5-6）。

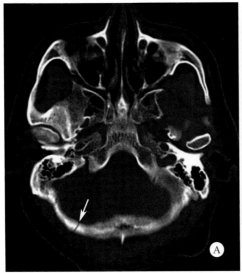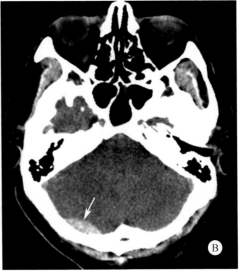

图 3-5-6 右侧枕骨线性骨折伴硬脑膜外血肿

A. 入院 CT（骨窗）横断面示右侧枕骨骨折；B. 入院 CT 横断面示右枕硬脑膜外血肿

病例7   患者男性，44岁，因10小时前摔倒致头部外伤入院。伤后出现意识不清、伤口流血，无呕吐，无二便失禁。查体：嗜睡，GCS 14分，呼吸平稳，查体合作。双侧无眼睑肿胀，双瞳等大等圆，直径3mm，对光反射存在，双侧无鼻腔出血、无鼻腔流液，双侧无耳道出血、无耳道流液，双侧无乳突青紫，无口腔出血，枕部头皮血肿伴挫伤。颈软，无脊柱畸形，四肢健肢能按令活动。双侧巴宾斯基征阴性。入院诊断：创伤性蛛网膜下腔出血，右侧枕骨骨折（图3-5-7）。

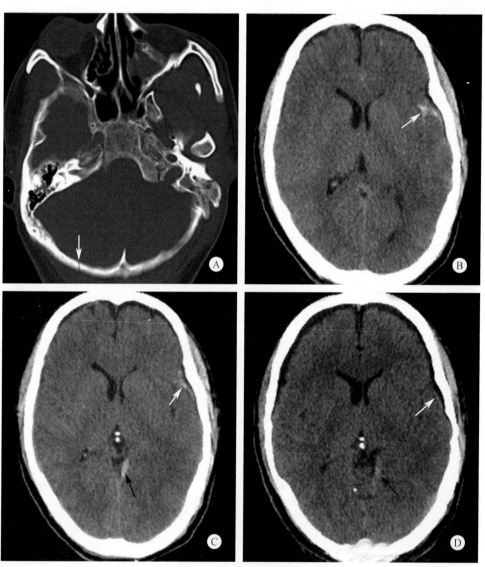

图 3-5-7   右侧枕骨线性骨折伴左侧额颞部出血

A. 入院CT（骨窗）示右侧枕骨线性骨折；B. 入院CT示左侧额颞部蛛网膜下腔出血；C.8小时后复查CT示左侧额颞部蛛网膜下腔出血（↗）较前吸收，小脑幕旁血肿（↗）；D.9天后复查头颅CT示左侧额颞部蛛网膜下腔出血（↗）和小脑幕旁血肿（↗）较前吸收，密度降低

病例8 患者女性，45岁，因3小时前头部外伤入院。伤后头痛、头晕，一过性昏迷，后醒转，无肢体抽搐，无二便失禁，无寒战高热。头颅CT示右颞脑挫裂伤、外伤性蛛网膜下腔出血、左枕骨骨折、脑震荡（图3-5-8），急诊予对症止血、脑保护等治疗措施，收入院进一步治疗。查体：嗜睡，GCS 14分，呼吸平稳，查体合作。双侧无眼睑肿胀，双瞳等大等圆，直径2mm，对光反射存在，双侧无鼻腔出血、鼻腔流液，双侧无耳道出血、耳道流液，双侧无乳突青紫，无口腔出血，头面部创伤。颈软，无脊柱畸形，四肢健肢能按令活动。双侧巴宾斯基征阴性。

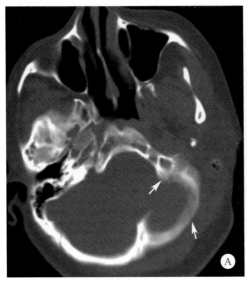 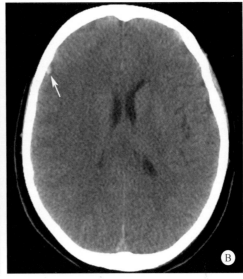

图 3-5-8 左侧枕骨骨折伴右颞脑挫裂伤

A. 入院CT（骨窗）示左侧枕骨骨折；B. 入院CT示右侧额叶脑挫裂伤

病例9 患者男性，39岁，因10小时前徒步摔倒致头部外伤入院。伤时无昏迷，伤后出现头痛、头晕，有恶心、呕吐。头颅CT示左额叶脑挫裂伤伴小血肿，左额部颅板下薄层血肿，大脑镰薄层血肿，外伤性蛛网膜下腔出血，右枕骨骨折。查体：嗜睡，GCS 12分，呼吸平稳，查体不合作。双侧无眼睑肿胀，双瞳等大等圆，直径2mm，对光反射存在，双侧无鼻腔出血、鼻腔流液，双侧无耳道出血、耳道流液，双侧无乳突青紫，无口腔出血，枕部头皮红肿，有皮肤破损，出血已止。颈软，无脊柱畸形，四肢健肢能按令活动。双侧巴宾斯基征阴性。6小时后复查CT示左额叶脑挫裂伤伴小血肿，左额部颅板下薄层血肿，大脑镰薄层血肿，外伤性蛛网膜下腔出血。1周后复查CT示左侧额叶低密度灶，右侧枕骨骨折（图3-5-9）。

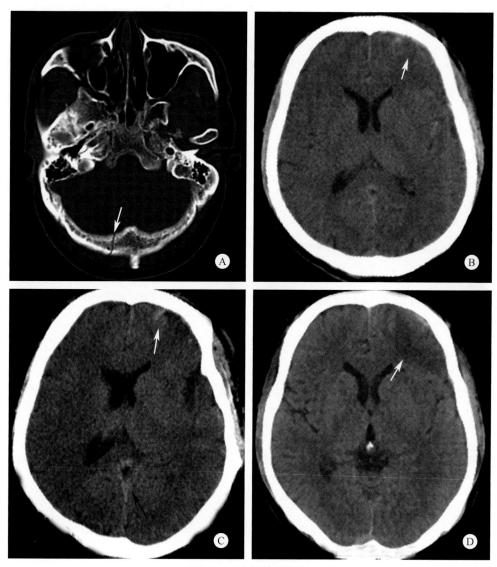

图 3-5-9　右侧枕骨骨折

A. 入院 CT（骨窗）示右侧枕骨骨折；B. 入院 CT 示左侧额叶脑挫裂伤；C.6 小时后复查头颅 CT 示左额叶脑挫裂伤伴小血肿（ ✦ ）及大脑镰薄层血肿（ ✦ ）；D. 1 周后复查头颅 CT 示左侧额叶脑挫裂伤伴脑水肿

　　病例 10　患者男性，因 1 天前发生头部外伤入院。伤时有昏迷史，伤后出现头痛、呕吐，无肢体抽搐。查体：神志模糊，GCS 11 分，呼吸平稳，查体合作。双侧无眼睑肿胀、双瞳等大等圆，直径 2.5mm，对光反射存在，双侧无鼻腔出血、鼻腔流液，双侧无耳道出血、耳道流液，双侧无乳突青紫，无口腔出血，右侧枕部皮下肿胀。双侧巴宾斯基征阴性。头颅 CT 示双侧额叶、左侧颞叶及右侧小脑脑挫裂伤、双侧额叶及左侧颞叶脑出血、双侧额颞顶硬脑膜下出血、蛛网膜下腔出血、右侧枕骨骨折。1 个月后复查 CT 示右枕骨多发骨折，小脑右半球脑挫裂伤，双侧额叶、左颞叶脑挫裂伤伴出血，双侧额颞部硬脑膜下出血，少许蛛网膜下腔出血可能（图 3-5-10）。

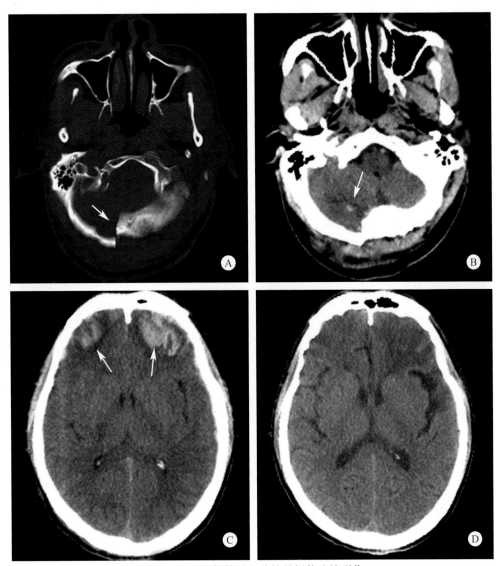

图 3-5-10 右侧枕骨凹陷性骨折伴脑挫裂伤

A. 入院 CT（骨窗）示右侧枕骨凹陷性骨折；B. 入院 CT 示右侧小脑脑挫裂伤；C. 入院 CT 示双侧额叶脑挫裂伤；D.1 个月后复查头颅 CT 示双侧额叶片状低密度灶，密度欠均匀

第二节 颅底骨折

颅底骨折大多由颅盖骨折延伸而来，少数可因头部挤压伤或着力部位于颅底水平的外伤造成。颅底骨折绝大多数为线性骨折。由于颅底结构的特点，横行骨折线在颅前窝可由眶顶到达筛板甚至延伸至对侧，在颅中窝常沿岩骨前缘走行甚至将蝶鞍横断。纵行骨折线邻近中线者，常在筛板视神经孔、破裂孔、岩骨内侧和岩枕裂直达枕骨大孔的线上。靠外侧卵圆孔者则常在眶顶、圆孔和卵圆孔的线上，甚至将岩骨横断。

临床表现主要有耳、鼻出血或脑脊液漏，脑神经损伤，皮下或黏膜下淤斑。

（1）颅前窝骨折：骨折多累及额骨水平部（眶顶）和筛骨骨折出血可经鼻流出，或进入眶内在眼睑和球结膜下形成淤斑，俗称"熊猫眼"或"眼镜征"。脑膜撕裂者，脑脊液可沿额窦或筛窦再经鼻流出形成脑脊液鼻漏。气体经额窦或筛窦进入颅内可引起颅内积气。常伴嗅神经损伤。

（2）颅中窝骨折：骨折可累及蝶骨和颞骨。血液和脑脊液经蝶窦流入上鼻道再经鼻孔流出形成鼻漏；若骨折线累及颞骨岩部，血液和脑脊液可经中耳和破裂的鼓膜由外耳道流出，形成耳漏；如鼓膜未破，则可沿耳咽管入鼻腔形成鼻漏。颞骨岩部骨折常发生面神经和听神经损伤，如骨折线居内侧，亦可累及视神经、动眼神经、滑车神经、三叉神经和展神经。靠外侧的颅中窝骨折可引起颞部肿胀。

（3）颅后窝骨折：骨折常累及岩骨和枕骨基底部。在乳突和枕下部可见皮下淤血，或在咽后壁发现黏膜下淤血。骨折线居内侧者可出现舌咽神经、迷走神经、副神经和舌下神经损伤。颅底骨折偶尔可伤及颈内动脉，造成颈动脉、海绵窦瘘或大量鼻出血。

与颅盖骨折不同，颅底骨折的诊断主要依靠临床表现，头颅X线摄片的价值有限。但CT扫描对颅底骨折有诊断意义，通过对窗宽和窗距的调节（骨窗影像）常能显示骨折部位，还能发现颅内积气。

病例1　患者男性，48岁，因12小时前头部外伤入院。伤后出现头痛、头晕，右耳及鼻腔流血，无呕吐，无二便失禁。头颅CT示右颞骨骨折，蛛网膜下腔出血可能，急诊予止血、醒脑、抗炎、补液对症治疗，6小时后复查CT，基本同前，收入院进一步治疗。查体：神志清楚，GCS 15分，呼吸平稳，查体合作。双侧无眼睑肿胀，双瞳等大等圆，直径3mm，对光反射存在，双侧有鼻腔出血、无鼻腔流液，右侧有耳道出血、耳道流液，双侧无乳突青紫，无口腔出血，头面部创伤。颈软，无脊柱畸形，四肢健肢能按令活动。双侧巴宾斯基征阴性。1周后复查CT示右颞骨及右侧乳突骨折伴乳突内积液，周围软组织肿胀（图3-5-11）。

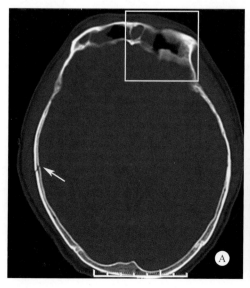
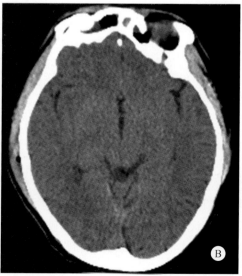

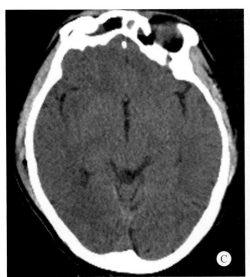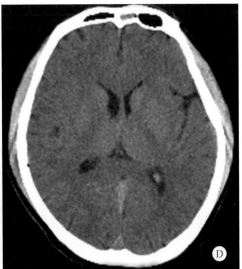

图 3-5-11　颅底骨折伴右颞骨骨折

▭ 颅底骨折；✐ 右颞骨骨折

　　病例2　患者女性，28岁，因6小时前发生头部外伤入院。伤时无昏迷史，伤后出现头晕、头痛、恶心、呕吐，无肢体抽搐。入院头颅CT示右侧颞叶脑挫裂伤、蛛网膜下腔出血、左侧颞骨骨折，急诊予以止血、脑保护、神经营养、预防感染、制酸等治疗措施，并收入院进一步治疗（图3-5-12）。查体：神志清楚，GCS 15分，呼吸平稳，查体合作。双侧无眼睑肿胀，双瞳等大等圆，直径2.5mm，对光反射存在，双侧有鼻腔出血、无鼻腔流液，左侧有耳道出血、无耳道流液，双侧无乳突青紫，无口腔出血，头面部皮下肿胀。颈软，无脊柱畸形，四肢可见活动，左侧锁骨处皮下肿胀。双侧巴宾斯基征阴性。1天后复查CT示右侧额颞叶小片脑挫裂伤伴出血，右侧额颞部颅板下少许出血。

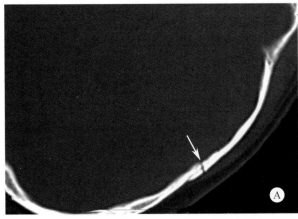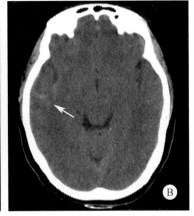

图 3-5-12　左侧颞骨骨折伴右侧颞叶脑挫裂伤（1）

A. 入院CT（骨窗）示左侧颞骨骨折；B. 入院CT示右侧颞叶脑挫裂伤

病例3   患者男性，68 岁，因半天前意外致头部外伤入院。有昏迷史，伤后出现头痛。入院 CT 示右侧颞叶、左侧额叶脑挫裂伤，蛛网膜下腔出血，左颞骨折。查体：神志清楚，GCS 14 分，呼吸平稳，查体合作。双侧无眼睑肿胀，双瞳等大等圆，直径 3mm，对光反射存在，双侧无鼻腔出血、鼻腔流液，左侧有耳道出血，双侧无乳突青紫，无口腔出血。颈软，无脊柱畸形，四肢健肢能按令活动。双侧巴宾斯基征阴性。1 周后复查CT 示左侧颞骨骨折伴左侧乳突积液，头皮局部软组织肿胀（图 3-5-13）。

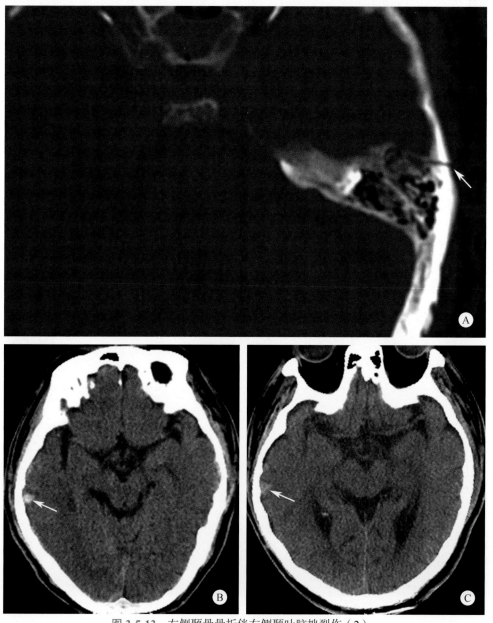

图 3-5-13   左侧颞骨骨折伴右侧颞叶脑挫裂伤（2）

A. 入院 CT（骨窗）示左侧颞骨骨折；B. 入院 CT 示右颞脑挫裂伤；C.1 周后复查头颅 CT 示右颞脑挫裂伤，较前片有所吸收，密度降低

病例 4　患者男性，因 6 小时前发生头部外伤入院。伤时有昏迷史，不能回忆受伤经过，伤后出现头晕、头痛。入院 CT 示右侧颞叶脑挫裂伤伴血肿、右侧额颞顶硬脑膜下出血、蛛网膜下腔出血、左侧颞骨骨折。查体：神志清楚，GCS 15 分，呼吸平稳，查体合作。双侧无眼睑肿胀，双瞳等大等圆，直径 2.5mm，对光反射存在，双侧无鼻腔出血、鼻腔流液，左侧有耳道出血、无耳道流液，双侧无乳突青紫，无口腔出血，左侧颞部皮下肿胀。颈软，无脊柱畸形，胸廓压痛，左侧锁骨处皮下肿胀，四肢可见活动。双侧巴宾斯基征阴性。8 天后复查 CT 示右侧颞叶脑挫裂伤伴蛛网膜下腔出血，较前有所吸收（图 3-5-14）。

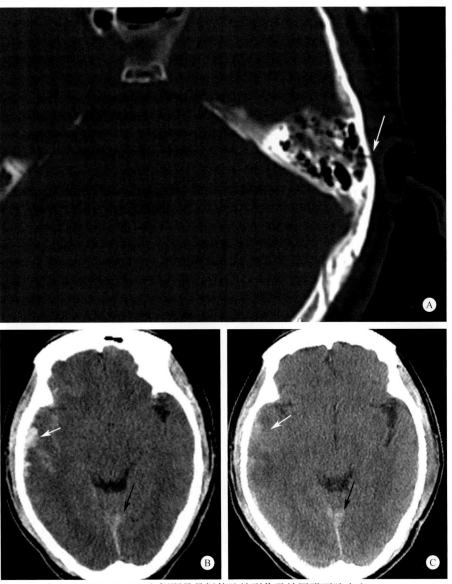

图 3-5-14　左侧颞骨骨折伴脑挫裂伤及蛛网膜下腔出血

A. 入院 CT（骨窗）示左侧颞骨骨折；B. 入院 CT 示右侧颞叶脑挫裂伤（↗）伴蛛网膜下腔出血（↗）；C.8 天后复查头颅 CT 示右侧颞叶脑挫裂伤（↗）伴蛛网膜下腔出血（↗），较前有所吸收

病例 5   患者女性，23 岁，因 6 小时前单车事故致头部外伤入院。伤后出现右侧耳道流血，伴头痛、头晕、恶心，无肢体抽搐，无二便失禁，无呕吐。入院 CT 示右侧颞骨骨折，右颞枕薄层硬脑膜下创伤性颅内出血、少量颅腔积气（图 3-5-15）。查体：神志清楚，GCS 14 分，呼吸平稳，查体合作。双侧无眼睑肿胀，双瞳等大等圆，直径 2mm，对光反射存在，双侧无鼻腔出血、鼻腔流液，右侧有耳道出血、无耳道流液，双侧无乳突青紫，无口腔出血，头面部创伤为额部皮肤擦伤。颈软，无脊柱畸形，四肢健肢能按令活动，多处皮肤挫伤。双侧巴宾斯基征阴性。

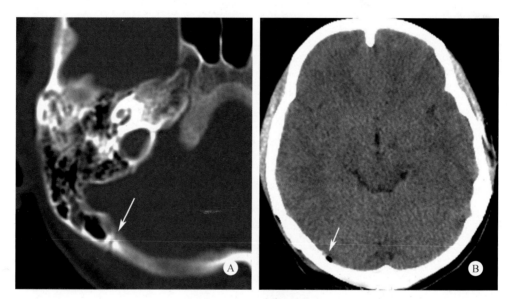

图 3-5-15   右侧颞骨骨折

A. 入院 CT（骨窗）示右侧颞骨骨折；B. 入院 CT 示右侧颞枕薄层硬脑膜下创伤性颅内出血、少量颅腔积气

病例 6   患者男性，63 岁，因半天前头部外伤入院。入院 CT 示左侧颞叶脑挫裂伤伴小血肿，右侧丘脑、胼胝体压部颅内多发散在小出血灶，左侧额颞骨颅板下血肿或蛛网膜出血，右侧颞骨骨折，左上颌窦骨折。患者自起病以来，精神症状较重，烦躁不安，胃纳较差，二便正常，体重未见明显下降。查体：神志模糊，GCS 12 分，呼吸平稳，查体欠合作。双侧无眼睑肿胀，双瞳等大等圆，直径 3mm，对光反射存在，双侧无鼻腔出血、鼻腔流液，右侧有耳道出血、无耳道流液，双侧无乳突青紫，无口腔出血，右侧周围性面瘫，头面部擦伤。颈软，无脊柱畸形，四肢自主活动。双侧巴宾斯基征阴性。13 天后复查 CT 示左侧颞叶脑挫裂伤伴小血肿，较前吸收，密度降低（图 3-5-16）。

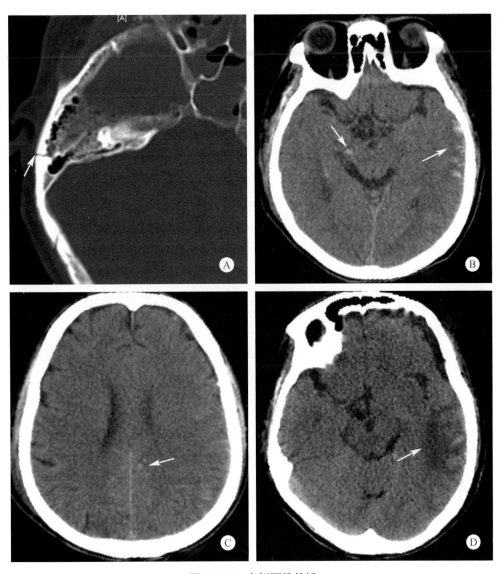

图 3-5-16 右侧颞骨骨折

A. 入院 CT（骨窗）示右侧颞骨骨折；B. 入院 CT 示右侧中脑小出血灶，左侧颞叶脑挫裂伤伴小血肿；C. 入院 CT 示胼胝体压部颅内多发散在小出血灶；D.13 天后复查头颅 CT 示左侧颞叶脑挫裂伤伴小血肿，较前吸收，密度降低

第三节 创伤性蛛网膜下腔出血

创伤性蛛网膜下腔出血（traumatic subarachnold hemorrhage，tSAH）是一种常见的颅脑创伤类型，是急性颅脑损伤中常见的一种病理改变，其在所有颅脑创伤中的发生率颇高。蛛网膜下腔出血根据主要特征分为①脑挫裂伤或合并颅内血肿；②硬脑膜外血肿或合并脑挫裂伤；③硬脑膜下血肿合并脑挫裂伤或颅内血肿；④颅内血肿或合并脑挫裂伤。

　　头颅 CT 平扫是诊断创伤性蛛网膜下腔出血最简便的方法。原则上所有患者入院时均需行头颅 CT 扫描，CT 扫描结果可显示蛛网膜下腔出现不规则的条索状高密度影，多见于侧裂池、大脑纵裂及脑表面蛛网膜下腔。随着影像学技术的发展，颅脑磁共振检查，特别是磁敏感成像（SWI）序列对颅内出血灶的检出高度敏感，有助于发现 CT 平扫无法显示的少量 tSAH 和脑室内血肿，可作为 CT 检查的补充。国外有学者在研究 tSAH 患者的影像学时，根据颅脑 CT 平扫血肿的部位不同而提出中央型 tSAH（CSH）的概念，即出血位于大脑底部脑池和外侧裂池的 tSAH，相对于位于大脑半球表面的出血，中央型 tSAH 患者应行颅脑 CTA 或 DSA 检查以排除脑动脉瘤或创伤性假性动脉瘤破裂出血的可能。也有研究发现，出血位于基底池和外侧裂池的 tSAH 患者病情恶化的可能性更高，影像学有助于对 tSAH 患者预后的预测。

　　一般认为，创伤性蛛网膜下腔出血与自发性蛛网膜下腔出血具有相似的临床病理改变，主要包括脑血管痉挛、脑缺血和神经功能障碍。但创伤性与自发性 SAH 在临床及 CT 影像上有一定差异，自发性 SAH 出血多见于颅底蛛网膜下腔，一般出血量较大，Fisher 分级多见于 3 ～ 4 级。而 tSAH 多发生在大脑凸面蛛网膜下腔、纵裂和侧裂池，并与受伤机制有关，即发生在着力点对冲的部位或着力点的部位；tSAH 常伴有脑挫裂伤、颅内血肿或其他脑损伤表现；多数 tSAH 的出血量较少。研究表明，随着年龄的增长，tSAH 的发生率增加，这可能与血管脆性有关，年龄越大，血管脆性增加，创伤后易导致出血，另外可能与对意外事故的反应能力有关，但与性别无关。

　　大多数 tSAH，特别是单纯性 tSAH 的患者临床表现较轻，其 GCS 评分多在 13 ～ 15 分，不需要采取外科手术或血管内治疗等侵入性的治疗方法，但也有部分 tSAH 患者在伤后会出现进行性加重、恶化，甚至进展、死亡，而后者常发生于老年或伴有多器官功能障碍的患者。因此，在影像学及各种监测技术不断普及的现在，仍应强调严密的临床观察和连续查体。当高 GCS 评分（13 ～ 15 分）的 tSAH 患者出现意识障碍时，除了颅脑原发伤外，还应充分评估其他非外伤因素引起病情变化的可能性。

　　蛛网膜下腔出血治疗方法包括常规输液、止血、脱水和营养支持等治疗。合并脑挫裂伤或颅内血肿需行开颅手术治疗。术后进行抗炎、脱水、镇痛镇静及钙离子拮抗剂治疗，间断腰椎穿刺或置管引流 3 ～ 7 天。

　　病例 1　患者女性，66 岁，因半小时前头部外伤入院。伤后出现头晕、头痛、恶心、呕吐。入院 CT 示外伤性蛛网膜下腔出血、额叶脑挫裂伤、枕骨骨折，右侧枕部薄层硬脑膜外血肿。查体：神志清楚，GCS 14 分，呼吸平稳，查体合作。双侧无眼睑肿胀，双瞳等大等圆，直径 2mm，对光反射存在，双侧无鼻腔出血、鼻腔流液，双侧无耳道出血、耳道流液，双侧无乳突青紫，无口腔出血。颈软，无脊柱畸形，四肢健肢能按令活动，后枕部头皮肿胀压痛。双侧巴宾斯基征阴性。4 小时后复查 CT 示左侧额颞叶脑挫裂伤伴小血肿，颅板下薄层血肿形成，外伤性蛛网膜下腔出血；右侧顶枕部皮下血肿。8 天后复查 CT 示左侧额颞叶脑挫裂伤，较前好转；右侧顶枕部皮下血肿，较前好转（图 3-5-17）。

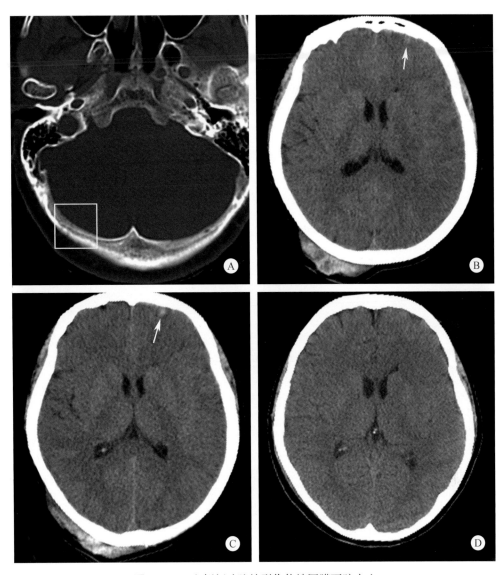

图 3-5-17 左侧额叶脑挫裂伤伴蛛网膜下腔出血

A. 入院 CT 示右侧枕骨骨折；B. 入院 CT 示左侧额叶脑挫裂伤伴蛛网膜下腔出血，后枕部头皮肿胀；C.4 小时后复查头颅 CT 示左侧额叶脑挫裂伤，密度稍增加，后枕部头皮肿胀；D.8 天后复查头颅 CT 示左侧额叶脑挫裂伤及蛛网膜下腔出血基本吸收

病例 2　患者女性，52 岁，因 8 小时前发生头部外伤入院。伤时无昏迷史，伤后出现头痛、头晕，无呕吐，无肢体抽搐，入院 CT 示蛛网膜下腔出血，4 小时后复查 CT 示蛛网膜下腔出血未见明显增加。查体：神志清楚，GCS 15 分，呼吸平稳，查体合作。双侧无眼睑肿胀，双瞳等大等圆，直径 2.5mm，对光反射存在，双侧无鼻腔出血、鼻腔流液，双侧无耳道出血、耳道流液，双侧无乳突青紫，无口腔出血，头部皮下肿胀。颈软，无脊柱畸形，四肢可见活动。双侧巴宾斯基征阴性。2 天后复查 CT 示鞍上池右侧高密度影，与前片相比为新发病灶，顶部皮下血肿。4 天后复查 CT 示脑 CTA 未见明显异常，右侧胚胎型大脑后动脉（图 3-5-18）。

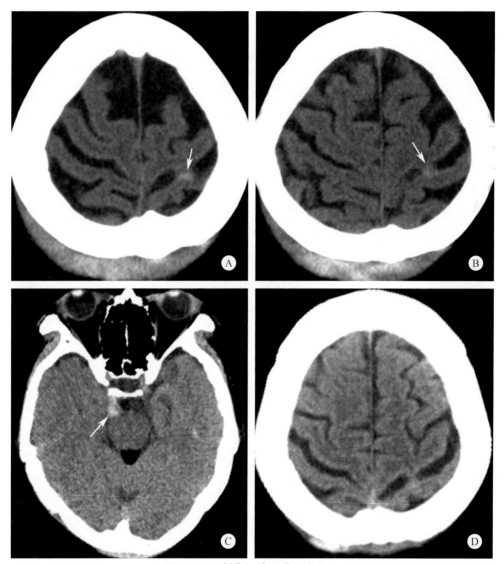

图 3-5-18　创伤性蛛网膜下腔出血

A、B. 入院 CT 示左侧顶叶蛛网膜下腔出血；C.2 天后复查头颅 CT 示鞍上池右侧高密度影，与前片相比为新发病灶，考虑出血可能；D.2 天后复查头颅 CT 示出血基本吸收

　　病例 3　患者男性，31 岁，因半小时前意外致头部外伤入院。有短暂昏迷史，伤后出现头痛、恶心、呕吐，入院 CT 示左侧额部颅板下薄层血肿，外伤性蛛网膜下腔出血。查体：神志清楚，GCS 14 分，呼吸平稳，查体合作。双侧无眼睑肿胀，双瞳等大等圆，直径 2mm，对光反射存在，双侧无鼻腔出血、鼻腔流液，双侧无耳道出血、耳道流液，双侧无乳突青紫，无口腔出血，后枕头皮肿胀，压痛阳性。颈软，无脊柱畸形，四肢健肢能按令活动。双侧巴宾斯基征阴性。患者入院后完善相关检查，明确诊断为头部外伤，左侧额部颅板下薄层血肿，外伤性蛛网膜下腔出血。3 天后复查 CT 示左侧额叶脑挫裂伤及额部颅板下薄层血肿吸收后（图 3-5-19）。

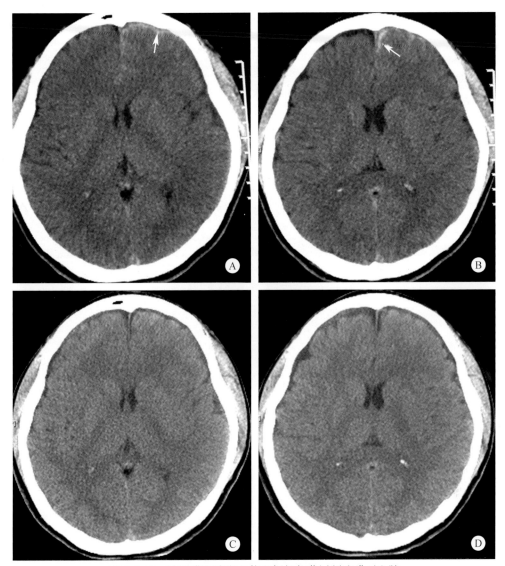

图 3-5-19　蛛网膜下腔出血伴左侧额部薄层硬脑膜下血肿

A. 入院 CT 示左侧额部薄层硬脑膜下血肿；B. 入院 CT 示蛛网膜下腔出血；C、D.3 天后复查头颅 CT 示蛛网膜下腔出血及左侧额部薄层硬脑膜下血肿稍吸收

　　病例 4　患者女性，28 岁，因 6 小时前发生头部外伤入院。伤时无昏迷史，伤后出现头晕、头痛、恶心、呕吐，无肢体抽搐，入院 CT 示右侧颞叶脑挫裂伤、蛛网膜下腔出血、左侧颞骨骨折（图 3-5-20）。查体：神志清楚，GCS 15 分，呼吸平稳，查体合作。双侧无眼睑肿胀，双瞳等大等圆，直径 2.5mm，对光反射存在，双侧有鼻腔出血、无鼻腔流液，左侧有耳道出血、耳道流液，双侧无乳突青紫，无口腔出血，头面部皮下肿胀。颈软，无脊柱畸形，四肢可见活动，左侧锁骨处皮下肿胀。双侧巴宾斯基征阴性。2 天后复查 CT 示右侧额颞叶小片脑挫裂伤伴出血，左侧额部薄层硬脑膜下血肿。1 周后复查 CT 示右侧额颞叶小片脑挫裂伤，较前比较，出血吸收。

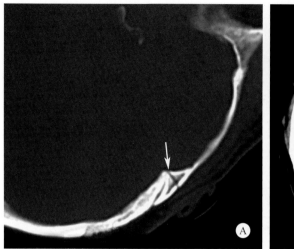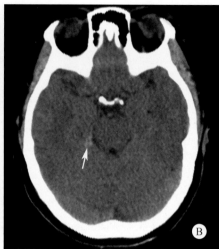

图 3-5-20　左侧颞骨骨折伴创伤性蛛网膜下腔出血

A. 入院 CT 示左侧颞骨骨折；B. 入院 CT 示蛛网膜下腔出血

　　病例5　患者女性，61岁，因5小时前头部外伤入院。伤后出现头晕，无昏迷，无头痛，无恶心、呕吐。入院 CT 示双侧额部、右侧颞部颅板下血肿，蛛网膜下腔出血。4小时后复查 CT 示颅内出血未见明显增加。查体：神志清楚，GCS 15分，双瞳等大等圆，直径2mm，对光反射存在。左顶枕部头皮肿胀挫伤。12天后复查 CT 示双侧额部、右侧颞部颅板下薄层血肿吸收中，较前有所吸收，外伤性蛛网膜下腔出血较前略相仿，左侧顶部头皮下血肿吸收后（图 3-5-21）。

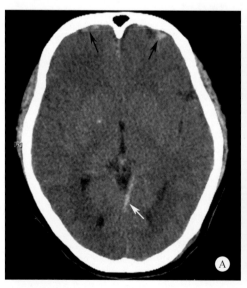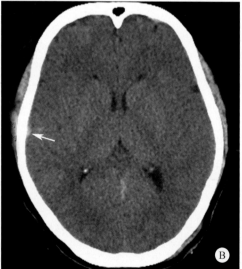

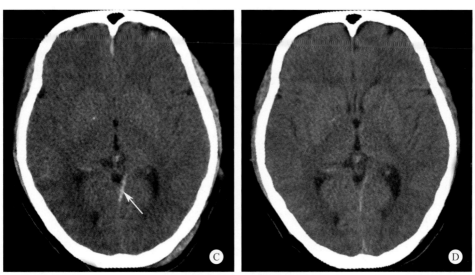

图 3-5-21 创伤性蛛网膜下腔出血伴双侧额颅板下血肿

A. 入院 CT 示蛛网膜下腔出血（ ），双侧额颅板下血肿（ ）；B. 入院 CT 示右侧颞叶颅板下血肿；C.4 小时后复查头颅 CT 示蛛网膜下腔出血较前有吸收；D.12 天后复查头颅 CT 示颅板下血肿基本吸收

病例6 患者男性，44 岁，因 10 小时前摔倒致头部外伤入院。伤后出现意识不清、伤口流血，无呕吐，无二便失禁，入院 CT 示蛛网膜下腔出血，右侧枕骨骨折。急诊予头部伤口清创包扎，止血醒脑补液对症，意识有所恢复，7 小时后复查 CT，基本同前。查体：嗜睡，GCS 14 分，呼吸平稳，查体合作。双侧无眼睑肿胀，双瞳等大等圆，直径 3mm，对光反射存在，双侧无鼻腔出血、鼻腔流液，双侧无耳道出血、耳道流液，双侧无乳突青紫，无口腔出血，枕部头皮血肿伴挫伤。颈软，无脊柱畸形，四肢健肢能按令活动。双侧巴宾斯基征阴性。12 小时后复查 CT 示右侧额叶、左侧额颞叶少许出血，外伤性蛛网膜下腔出血，蛛网膜下腔出血较前有所吸收，两侧额部硬脑膜下积液。9 天后复查 CT 示颅脑外伤复查，额颞部少量积液、少量蛛网膜下腔出血，出血较 9 天前大部分吸收（图 3-5-22）。

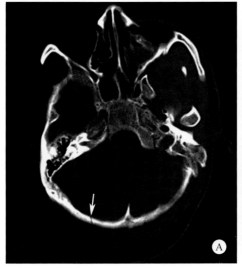
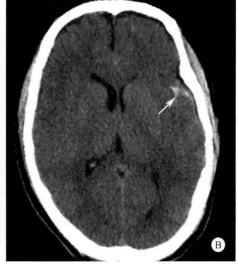

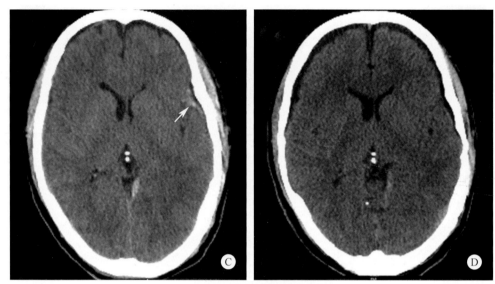

图 3-5-22　创伤性蛛网膜下腔出血

A. 入院 CT（骨窗）示右侧枕骨骨折；B. 入院 CT 示左侧额颞叶创伤性蛛网膜下腔出血；C.12 小时后复查头颅 CT 示蛛网膜下腔出血较 B 图有所吸收；D. 9 天后复查头颅 CT 示蛛网膜下腔出血基本吸收

　　病例 7　患者男性，44 岁，因 3 天前头部外伤入院。伤后出现头痛、头晕，反应迟钝，无神志昏迷及二便失禁，无恶心、呕吐及肢体抽搐，当时未予重视，至入院时仍有头痛、头晕、恶心不适。入院 CT 示头部外伤，外伤性蛛网膜下腔出血（图 3-5-23）。查体：神志清楚，GCS 15 分，呼吸平稳，查体合作。双侧无眼睑肿胀，双瞳等大等圆，直径 2mm，对光反射存在，双侧无鼻腔出血、鼻腔流液，双侧无耳道出血、耳道流液，双侧无乳突青紫，无口腔出血，额部压痛。颈软，无脊柱畸形，四肢健肢能按令活动。双侧巴宾斯基征阴性。1 周后复查 CT 示左额叶颅板下少许高密度影，较前有所吸收。

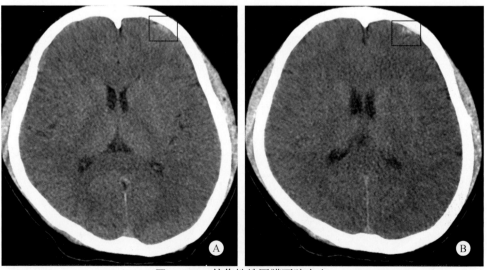

图 3-5-23　外伤性蛛网膜下腔出血

A、B. 入院 CT 示外伤性蛛网膜下腔出血

病例 8　患者男性，61 岁，因 11 小时前发生头部外伤入院。伤时无昏迷史，伤后出现头晕、头痛，无呕吐，入院 CT 示蛛网膜下腔出血，右侧额叶脑挫裂伤，颅腔积气，左侧颞骨骨折（图 3-5-24）。查体：神志清楚，GCS 15 分，呼吸平稳，查体合作。双侧无眼睑肿胀，双瞳等大等圆，直径 2.5mm，对光反射存在，双侧无鼻腔出血、鼻腔流液，双侧无耳道出血、耳道流液，双侧无乳突青紫，无口腔出血，左侧颞部皮下肿胀。双侧巴宾斯基征阴性。5 天后复查 CT 示顶部头皮下软组织肿胀，纵裂池及右额部脑沟内少许高密度影，右前额部颅板下少许高密度影。

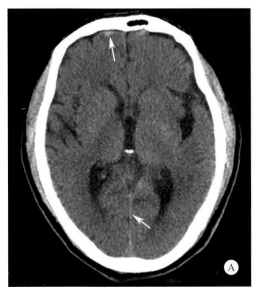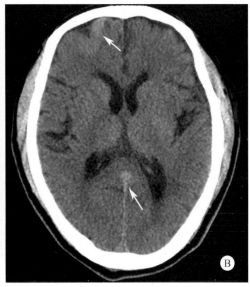

图 3-5-24　创伤性蛛网膜下腔出血伴右侧额叶脑挫裂伤

A、B. 入院 CT 示右侧额叶脑挫裂伤伴大脑镰旁出血

第四节　脑挫裂伤

脑挫裂伤是外力造成的原发性脑器质性损伤，既可发生于着力部位，也可在对冲部位。脑挫裂伤轻者仅见局部软膜下皮质散在点片状出血。较重者损伤范围较广泛，常有软膜撕裂，深部白质亦受累。严重者脑皮质及其深部的白质广泛挫碎、破裂、坏死，局部出血、水肿，甚至形成血肿。显微镜下可见脑组织出血，皮质分层不清或消失；神经元胞质空泡形成，尼氏体消失，核固缩、碎裂、溶解，轴突肿胀、断裂，髓鞘崩解；胶质细胞变性、肿胀；毛细血管充血，细胞外间隙水肿。

脑挫裂伤患者的临床表现可因损伤部位、范围、程度不同而相差悬殊。轻者仅有轻微症状，重者则深昏迷，甚至立即死亡。

（1）意识障碍是脑挫裂伤最突出的症状之一。伤后立即发生，持续时间长短不一，由数分钟至数小时、数日、数月乃至迁延性昏迷，与脑损伤轻重相关。

（2）头痛、恶心、呕吐也是脑挫裂伤最常见的症状。疼痛可局限于某一部位（多为着力部位），亦可为全头性疼痛，间歇或持续，在伤后 2 周内最明显，以后逐渐减轻，可能与蛛网膜下腔出血、颅内压增高或脑血管运动功能障碍相关。伤后早期的恶心、呕吐可因受伤时第四脑室底的呕吐中枢受到脑脊液冲击、蛛网膜下腔出血对脑膜的刺激或前庭系统受刺激引起，较晚发生的呕吐大多由于颅内压变化而造成。

（3）生命体征。轻度和中度脑挫裂伤患者的血压、脉搏、呼吸多无明显改变。严重脑挫裂伤，由于出血和水肿引起颅内压增高，可出现血压上升、脉搏徐缓、呼吸深慢，危重者出现病理呼吸。

（4）局灶症状和体征。伤后立即出现与脑挫裂伤部位相应的神经功能障碍或体征，如运动区损伤出现对侧瘫痪，语言中枢损伤出现失语等。但额叶和颞叶前端等"哑区"损伤后，可无明显局灶症状或体征。

根据伤后立即出现的意识障碍、局灶症状和体征及较明显的头痛、恶心、呕吐等，脑挫裂伤的诊断多可成立。但由于此类患者往往因意识障碍而给神经系统检查带来困难，加之脑挫裂伤最容易发生在额极、颞极及其底面等"哑区"，患者可无局灶症状和体征，因而确诊常需依靠必要的辅助检查。

CT 扫描能清楚地显示脑挫裂伤的部位、范围和程度，是目前最常应用、最有价值的检查手段。脑挫裂伤的典型 CT 表现为局部脑组织内有高低密度混杂影，点片状高密度影为出血灶，低密度影则为水肿区。此外，根据 CT 扫描，还可了解脑室受压、中线结构移位等情况。MRI 检查时间较长，一般很少用于急性颅脑损伤的诊断。但对较轻的脑挫裂伤灶的显示，MRI 优于 CT。X 线片虽然不能显示脑挫裂伤，但对了解有无骨折和着力部位、致伤机制、伤清的判断有一定意义。腰椎穿刺检查脑脊液是否含血，可与脑震荡鉴别。同时可测定颅内压或引流血性脑脊液以减轻症状。但对颅内压明显增高的患者，腰椎穿刺应谨慎或禁忌。

治疗包括以下方面：

（1）严密观察病情：脑挫裂伤患者早期病情变化较大，应由专人护理，有条件者应送入重症监护治疗病房，密切观察其意识、瞳孔、生命体征和肢体活动变化，必要时应做颅内压监护或及时复查 CT。

（2）一般处理

1）体位：如患者意识清楚，可抬高床头 15° ~ 30°，以利于颅内静脉血回流。但对昏迷患者，宜取侧卧位或侧俯卧位，以免涎液或呕吐物误吸。

2）保持呼吸道通畅：是脑挫裂伤处理中的一项重要措施。呼吸道梗阻可加重脑水肿，使颅内压进一步升高，导致病情恶化。因此，对昏迷患者必须及时清除呼吸道分泌物。短期不能清醒者，应早做气管切开。呼吸减弱、潮气量不足的患者，宜用呼吸机辅助呼吸。定期做呼吸道分泌物细菌培养和药敏试验，选择有效抗生素，防止呼吸道感染。

3）营养支持：营养障碍将降低机体的免疫力和修复功能，容易发生并发症。早期可采用肠道外营养，经静脉输入 5% 或 10% 葡萄糖液、10% 或 20% 脂肪乳剂、复方氨基酸液、维生素等。一般经 3 ~ 4 天，肠蠕动恢复后，即可经鼻胃管补充营养。少数患者由于呕吐、腹泻或消化道出血，长时间处于营养不良状态，可经大静脉输入高浓度、高营养液体。个别长期昏迷者，可考虑行胃造瘘术。

4）躁动和癫痫的处理：对躁动不安者应查明原因，如疼痛、尿潴留、颅内压增高、体位不适、缺氧、休克等，并做相应处理。应特别警惕躁动可能为脑疝发生前的表现。脑挫裂伤后癫痫发作可进一步加重脑缺氧，癫痫呈连续状态者如控制不力可危及生命，应视为紧急情况，联合应用多种抗癫痫药物控制。

5）高热的处理：高热可使代谢率增高，加重脑缺氧和脑水肿，必须及时处理。中枢性高热，可取冬眠低温治疗。其他原因（如感染）所致的高热，应按原因不同分别处理。

6）脑保护、促苏醒和功能恢复治疗：巴比妥类药物（戊巴比妥或硫喷妥钠）有清除自由基、降低脑代谢率的作用，可改善脑缺血缺氧，有益于重型脑损伤的治疗。神经节苷脂、胞磷胆碱、醋谷胺、盐酸吡硫醇和能量合剂等药物及高氧治疗，对部分患者的苏醒和功能恢复可能有帮助。

（3）防止脑水肿或脑肿胀：除原发性脑损伤特别严重者伤后立即或迅速死亡外，继发性脑水肿或脑肿胀和颅内血肿是导致脑挫裂伤患者早期死亡的主要原因。因此，控制脑水肿或脑肿胀是治疗脑挫裂伤最为重要的环节之一。

病例1　患者男性，30岁，因8小时前不慎摔倒致头部外伤入院。伤后出现意识不清，有头痛、头晕、恶心、呕吐，有左侧耳道流血。入院CT示创伤性颅内出血，左颞叶、双额叶脑挫裂伤，创伤性蛛网膜下腔出血，左颞骨骨折。12小时后复查CT示颅内出血相仿（图3-5-25）。查体：昏睡，GCS 10分，呼吸平稳，查体合作。双侧无眼睑肿胀，双瞳等大等圆，直径2mm，对光反射存在，双侧无鼻腔出血、鼻腔流液，左侧有耳道出血，双侧无乳突青紫，无口腔出血。颈软，无脊柱畸形，四肢健肢能按令活动。双侧巴宾斯基征阴性。

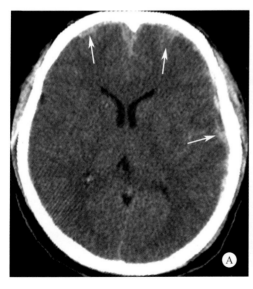 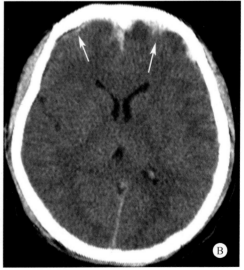

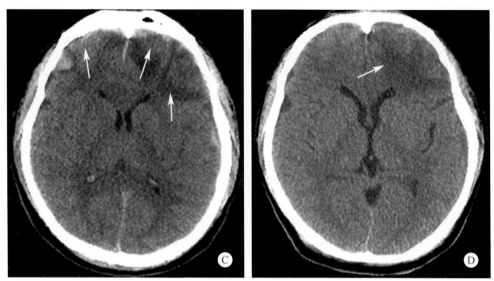

图 3-5-25　双额叶脑挫裂伤

A. 入院 CT 示双额叶及左颞叶脑挫裂伤，少量额部硬脑膜下出血，左额颞部头皮下软组织肿胀；B.12 小时后复查头颅 CT 示双额叶脑挫裂伤伴有出血；C.2 天后复查头颅 CT 示双额叶脑挫裂伤好转，额部硬脑膜下出血部分吸收，额叶片状低密度区；D.15 天后复查头颅 CT 示双额叶脑挫裂伤基本恢复，伴有左额叶片状低密度区

　　病例 2　　患者男性，55 岁，因 6 小时前头部外伤入院。伤后出现头痛、头晕、呕吐，呕吐胃内容物，无肢体抽搐，无昏迷。头颅 CT 示双侧额部脑挫裂伤，蛛网膜下腔出血。5 小时后复查头颅 CT 示颅内出血稍有增加。查体：嗜睡，GCS 13 分，双瞳等大等圆，直径 2mm，对光反射存在。枕部头皮裂伤，外院胶水黏合中。颈软，肢体可见活动，病理征未引出。10 天后复查 CT 示双侧额叶脑挫裂伤吸收中，可疑少量蛛网膜下腔出血，左枕骨骨折（图 3-5-26）。

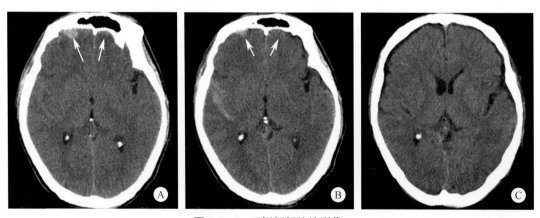

图 3-5-26　双侧额部脑挫裂伤

A. 入院 CT 示双侧额部脑挫裂伤；B.5 小时后复查头颅 CT 示双侧额部脑挫裂伤，右侧外侧裂可疑蛛网膜下腔出血；C.10 天后复查头颅 CT 示双侧额部脑挫裂伤较老片明显好转

　　病例3　患者女性，52岁，因3天前头部外伤入院。伤后出现昏迷，伴头痛、头晕，无明显恶心、呕吐。入院CT示左侧额部脑挫裂伤伴血肿形成、创伤性蛛网膜下腔出血、右枕骨骨折。10小时后复查头颅CT示颅内出血未见明显增大。查体：神志尚清，GCS 14分，双瞳等大等圆，直径2mm，对光反射存在。双眼眶周围软组织青紫肿胀，双鼻腔出血结痂中。14天后复查CT示左侧额叶挫伤伴血肿吸收中，较前好转（图3-5-27）。

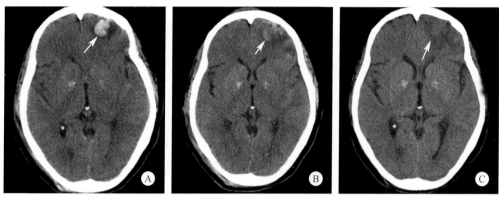

图 3-5-27　左侧额部脑挫裂伤伴血肿形成

A. 入院CT示左侧额部脑挫裂伤伴血肿形成，右侧皮下软组织稍肿胀；B.10天后复查头颅CT示左侧额叶挫伤伴血肿吸收中，创伤性蛛网膜下腔出血，右侧皮下软组织稍肿胀；C.14天后复查头颅CT示左侧额叶挫伤伴血肿吸收中，较老片明显好转

　　病例4　患者男性，48岁，因12小时前发生头部外伤入院。伤时有昏迷史，伤后出现头晕、头痛、恶心、呕吐。入院CT示双侧额叶脑挫裂伤伴血肿、蛛网膜下腔出血、左侧枕骨骨折、右侧眶骨骨折。查体：神志清楚，GCS 14分，呼吸平稳，查体合作。右侧有眼睑肿胀，双瞳等大等圆，直径2.5mm，对光反射存在，双侧有鼻腔出血、无鼻腔流液，双侧无耳道出血、耳道流液，双侧无乳突青紫，无口腔出血，头面部皮下肿胀。颈软，无脊柱畸形，四肢可见活动。双侧巴宾斯基征阴性。6小时后复查CT示双侧额部脑挫裂伤伴血肿形成，蛛网膜下腔出血。3天后复查CT示双侧额部脑挫裂伤伴血肿形成，外伤性蛛网膜下腔出血，较前基本相仿，左侧枕部少量硬脑膜外出血可能（图3-5-28）。

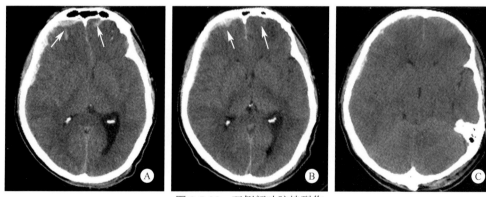

图 3-5-28　双侧额叶脑挫裂伤

A. 入院CT示双侧额叶脑挫裂伤伴血肿形成；B.6小时后复查头颅CT示双侧额叶脑挫裂伤伴血肿，密度较前降低；C.3天后复查头颅CT示双侧额部脑挫裂伤明显吸收

病例 5 患者女性，58 岁，因半天前头部外伤入院。伤后出现昏迷、头痛、呕吐、右耳道流血，入院 CT 示颅内创伤性出血、右侧枕骨骨折。4 小时后复查 CT 示右侧颞枕部硬脑膜外出血，双侧额叶挫伤及左侧颞叶挫伤伴血肿形成，外伤性蛛网膜下腔出血，右枕骨骨折。患者自起病以来，精神极差，胃纳极差，未大便，留置导尿中，体重未见明显下降。查体：神志模糊，GCS 12 分，呼吸平稳，查体欠合作。双侧无眼睑肿胀，双瞳等大等圆，直径 3mm，对光反射存在，双侧无鼻腔出血、鼻腔流液，右侧有耳道出血、无耳道流液，双侧无乳突青紫，无口腔出血，头面部创伤。颈软，无脊柱畸形，四肢健肢能按令活动。双侧巴宾斯基征阴性。1 天后复查 CT 示右侧颞枕部硬脑膜外出血，双侧额叶及左侧颞叶挫伤伴出血（左颞叶血肿形成），少量外伤性蛛网膜下腔出血；右侧颞枕部软组织肿胀，右侧枕骨骨折。1 个月后复查 CT 示颅脑外伤复查，左侧额颞叶挫裂伤伴血肿形成，较前有所吸收；右侧颞枕骨骨折（图 3-5-29）。

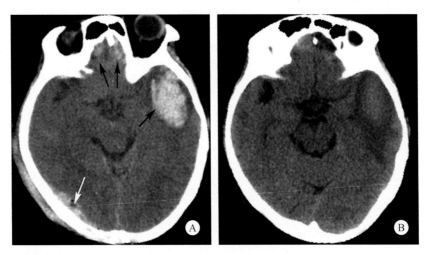

图 3-5-29 左侧颞叶脑挫裂伤伴血肿、双侧额部脑挫裂伤

A. 入院 CT 示左侧颞部脑挫裂伤伴血肿、双侧额部脑挫裂伤（↗），右侧颞枕部创伤性硬脑膜外出血（↗）；B.1 个月后复查头颅 CT 示额颞叶脑挫裂伤伴血肿形成及右侧颞枕部创伤性硬脑膜外出血，较前有所吸收

病例 6 患者男性，56 岁，因 6 小时前头部外伤入院。伤后无昏迷，自诉无头痛、头晕、恶心、呕吐，入院 CT 示左侧颞枕部硬脑膜下出血，左侧颞枕部、右侧额部脑挫裂伤伴血肿形成，左侧颞枕颅骨骨折。4 小时后复查 CT 未见出血明显增多。查体：神志模糊，GCS 13 分，双瞳等大等圆，直径 2mm，对光反射存在，左外耳道流血。1 天后复查 CT 示左侧颞枕部硬脑膜下血肿伴颅内少量积气，左侧颞枕叶及右侧额叶多处脑挫裂伤，伴血肿形成，蛛网膜下腔出血，左侧颞枕部皮下软组织肿胀。3 天后复查 CT 示出血较前稍有吸收（图 3-5-30）。

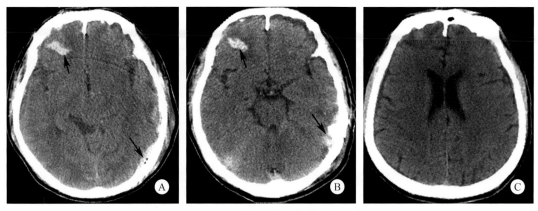

图 3-5-30 右额脑挫裂伤伴血肿形成

A. 入院 CT 示左侧颞枕部硬脑膜外出血、右侧额部脑挫裂伤伴血肿形成；B.3 天后复查头颅 CT 示出血较前稍有吸收，余大致与前相似；C.2 个月后复查头颅 CT 示左出血较前明显吸收

病例 7 患者男性，79 岁，因 4 小时前徒步摔倒致头部外伤入院。伤时有短暂意识不清，清醒后出现头晕、伤口流血，无肢体抽搐，略疼痛，无恶心、呕吐，无二便失禁。入院 CT 示右侧枕叶脑挫裂伤。查体：神志清楚，GCS 15 分，呼吸平稳，查体合作。双侧无眼睑肿胀，双瞳等大等圆，直径 2mm，对光反射存在，双侧无鼻腔出血、鼻腔流液，双侧无耳道出血、耳道流液，双侧无乳突青紫，无口腔出血。头面部创伤：右侧顶枕部头皮见伤口一处，长约 3cm，已清创缝合。颈软，无脊柱畸形，四肢健肢能按令活动，双侧巴宾斯基征阴性。1 周后复查 CT 示右侧枕叶脑挫裂伤，较前有所吸收（图 3-5-31）。

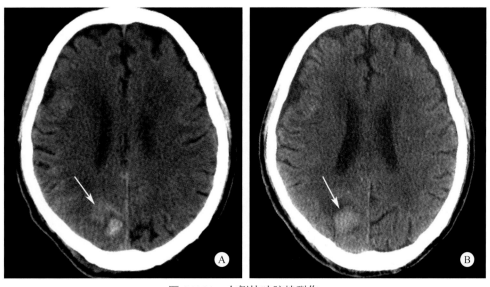

图 3-5-31 右侧枕叶脑挫裂伤

A. 入院 CT 示右侧枕叶脑挫裂伤；B.1 周后复查头颅 CT 示右侧枕叶脑挫裂伤，较前有所吸收

病例8　患者男性，60岁，因2天前头部外伤入院。伤后出现头痛，入院CT示右侧额叶小血肿，少量外伤性蛛网膜下腔出血。查体：神志清楚，GCS 15分，呼吸平稳，查体合作。左侧有眼睑肿胀，双瞳等大等圆，直径3mm，对光反射存在，双侧无鼻腔出血、鼻腔流液，双侧无耳道出血、耳道流液，双侧无乳突青紫，无口腔出血，左侧额颞头皮擦伤。颈软，无脊柱畸形，四肢健肢能按令活动。双侧巴宾斯基征阴性。4天后复查CT示右侧额叶血肿，左侧额部皮下软组织肿胀积血（图3-5-32）。

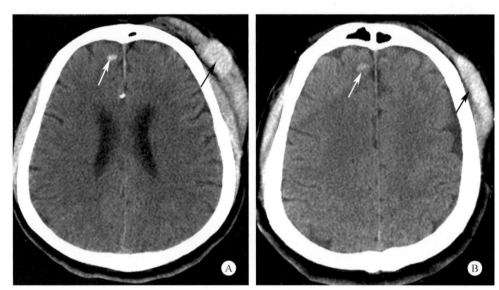

图3-5-32　右侧额叶创伤性脑挫裂伤

A. 入院CT示右侧额叶小血肿（⤢），左侧额部皮下软组织肿胀积血（⬈）；B.4天后复查头颅CT示右侧额叶血肿，左侧额部皮下软组织肿胀积血，较前有所吸收

病例9　患者女性，43岁，因7小时前发生头部外伤入院。伤时有昏迷史，伤后出现头晕、头痛，无呕吐，无肢体抽搐。入院CT示右侧颞叶脑挫裂伤，右侧额颞部硬脑膜下出血，左侧额颞部硬脑膜外出血，蛛网膜下腔出血，颅腔积气，左侧颞骨骨折。动态头颅CT复查示颅内出血未见明显增加。查体：嗜睡，GCS 13分，呼吸平稳，查体合作。左侧有眼睑肿胀，左侧眼睑皮肤挫伤已清创，双瞳等大等圆，直径2.5mm，对光反射存在，双侧无鼻腔出血、鼻腔流液，双侧无耳道出血、耳道流液，双侧无乳突青紫，无口腔出血，唇部皮肤挫伤，头面部皮下肿胀。双侧巴宾斯基征阴性。2天后复查CT示右侧颞叶脑挫裂伤，左侧额颞部颅板下血肿形成，左侧额颞部皮下软组织肿胀。20天后复查CT示右侧颞叶脑挫裂伤有所吸收，左侧额颞部颅板下血肿及少量外伤性蛛网膜下腔出血基本吸收（图3-5-33）。

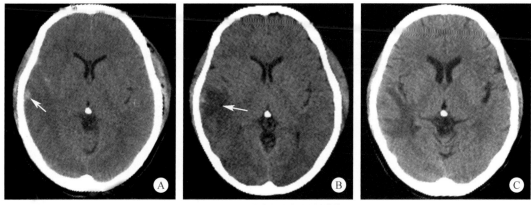

图 3-5-33　右侧颞叶脑挫裂伤

A. 入院 CT 示右侧颞叶脑挫裂伤；B.2 天后复查头颅 CT 示右侧颞叶脑挫裂伤伴水肿；C.20 天后复查头颅 CT 示右侧颞叶脑挫裂伤较前基本吸收

　　病例 10　患者女性，78 岁，因 7 小时前车祸致头部外伤入院。伤后出现意识不清，右耳流血，伴呕吐，入院 CT 示双侧额颞脑挫裂伤、蛛网膜下腔出血，4 小时后复查 CT，颅内出血较前有所增加（图 3-5-34）。查体：神志不清，GCS 8 分，双瞳等大等圆，直径 3mm，对光反射迟钝，右耳道流血，右颞头皮肿胀，肢体躁动，病理征未引出。患者入院后予重症监护、止血、醒脑、神经营养、预防癫痫、降颅压、化痰、制酸及对症支持治疗，入院后 1 天病情加重，予气管插管、呼吸机辅助呼吸、多巴胺静脉维持，病情危重。入院 4 天抢救无效死亡。

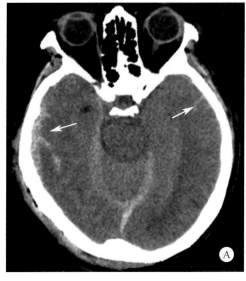
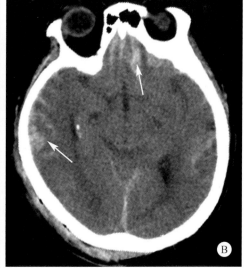

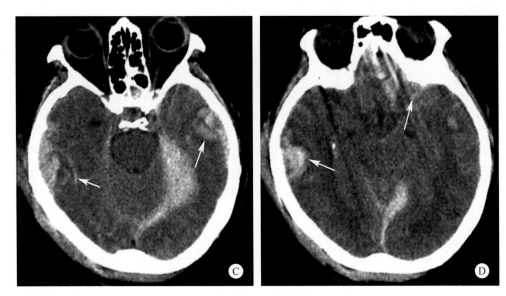

图 3-5-34　双侧额颞脑挫裂伤伴血肿形成

A、B. 入院 CT 示双侧额颞脑挫裂伤、蛛网膜下腔出血；C、D.4 小时后复查 CT 示双侧额颞脑挫裂伤、蛛网膜下腔出血加重

第五节　创伤性硬脑膜外血肿

硬脑膜外血肿约占外伤性颅内血肿的 30%，大多属于急性型。可发生于任何年龄，但小儿少见。

硬脑膜外血肿的主要来源是脑膜中动脉。该动脉经颅中窝底的棘孔入颅后，沿脑膜中动脉沟走行，在近翼点处分为前后两支，主干及分支均可因骨折而撕破，于硬脑膜外形成血肿。除此之外，颅内静脉窦（上矢状窦、横窦）、脑膜中静脉、板障静脉或导血管损伤也可造成硬脑膜外血肿。少数患者并无骨折，其血肿可能与外力造成硬脑膜与颅骨分离、硬脑膜表面的小血管被撕裂有关。硬脑膜外血肿最多见于颞部、额顶部和颞顶部。因脑膜中动脉主干撕裂所致的血肿多在颞部，可向额部或顶部扩展；前支出血，血肿多在额顶部；后支出血，血肿多在颞顶部。由上矢状窦破裂形成的血肿在其一侧或两侧。横窦出血形成的血肿多在颅后窝或骑跨于颅后窝和枕部。

临床表现主要包括以下几点：

（1）意识障碍。进行性意识障碍为颅内血肿的主要症状。其变化过程与原发性脑损伤的轻重和血肿形成的速度密切相关。临床上常见 3 种情况：①原发性脑损伤轻，伤后无原发昏迷，待血肿形成后始出现意识障碍（清醒—昏迷）；②原发性脑损伤略重，伤后一度昏迷，随后完全清醒或好转，但不久又陷入昏迷（昏迷—中间清醒或好转—昏迷）；③原发性脑损伤较重，伤后昏迷进行性加重或持续昏迷。因为硬脑膜外血肿患者的原发性脑损伤一般较轻，所以大多表现为①、②两种情况。

（2）颅内压增高。患者在昏迷前或中间清醒或好转期常有头痛、恶心、呕吐等颅内压增高症状，伴有血压升高、呼吸和脉搏缓慢等生命体征改变。

（3）瞳孔改变。颅内血肿所致的颅内压增高达到一定程度，便可形成脑疝。幕上血肿大多先形成小脑幕切迹疝，除意识障碍外，出现瞳孔改变：早期因动眼神经受到刺激，患侧瞳孔缩小，但时间短暂，往往不被察觉；随即由于动眼神经受压，患侧瞳孔散大；若脑疝继续发展，脑干严重受损，中脑动眼神经核受损，则双侧瞳孔散大。与幕上血肿相比，幕下血肿较少出现瞳孔改变，而容易出现呼吸紊乱甚至骤停。

（4）神经系统体征。伤后立即出现的局灶症状和体征，系原发性脑损伤的表现。单纯硬脑膜外血肿，除非压迫脑功能区，早期较少出现体征。但当血肿增大引起小脑幕切迹疝时，则可出现对侧锥体束征。脑疝发展，脑干受压严重时导致去脑强直。

根据头部受伤史，伤后当时清醒、以后昏迷，或出现有中间清醒或好转期的意识障碍过程，结合 X 线片显示骨折线经过脑膜中动脉或静脉窦沟，一般可以早期诊断。在急性期或超急性期，CT 为首选的影像学检查方法；在亚急性和慢性期，MRI 在颅脑损伤中的应用得到肯定。CT 扫描可以直接显示硬脑膜外血肿，表现为颅骨内板与硬脑膜之间的双凸镜形或弓形高密度影，边缘锐利、清楚，范围较局限。常并发颅骨骨折，且 80% 颅骨骨折位于血肿的同侧，骨窗位常可显示，薄层扫描时可见血肿内有气泡。硬脑膜外血肿可跨越硬膜附着点，但不可跨越颅缝。一般不做增强扫描，慢性硬脑膜外血肿偶行 CT 增强扫描，可见血肿内缘的包膜增强，有助于等密度硬脑膜外血肿的诊断。MRI 硬脑膜外血肿的形态与 CT 相仿，血肿呈梭形或弓形，边界锐利、清楚。

凡伤后无明显意识障碍、病情稳定、CT 扫描所示血肿量＜ 30ml、中线结构移位＜ 1.0cm 者，可在密切观察病情的前提下，采用非手术治疗硬脑膜外血肿，在颅内血肿中疗效最好，目前死亡率已降至 10% 左右。导致死亡的主要原因：①诊治延误，脑疝已久，脑干发生不可逆损害；②血肿清除不彻底或止血不善，术后再度形成血肿；③遗漏其他部位血肿；④并发严重脑损伤或其他合并伤。

病例 1　患者女性，46 岁，因 12 小时前头部外伤入院。伤后出现头痛流血、恶心，呕吐胃内容物，神志模糊，反应迟钝。入院 CT 示右枕、左额硬脑膜外血肿，额骨骨折，鼻骨骨折。4 小时后复查 CT 示较前无明显加重。查体：神志蒙眬，GCS 12 分，呼吸平稳，查体欠合作。双侧有眼睑肿胀，颜面部肿胀淤青，双瞳等大等圆，直径 2mm，对光反射存在，双侧有鼻腔出血、无鼻腔流液，双侧无耳道出血、耳道流液，双侧无乳突青紫，无口腔出血，额部 3cm×3cm 不规则裂伤，已清创缝合包扎。双侧巴宾斯基征阴性。1 天后复查 CT 示左额硬脑膜外血肿，右枕、大脑镰旁血肿。10 天后复查 CT 示左侧额部硬脑膜外血肿，右枕血肿，较前吸收、密度降低（图 3-5-35）。

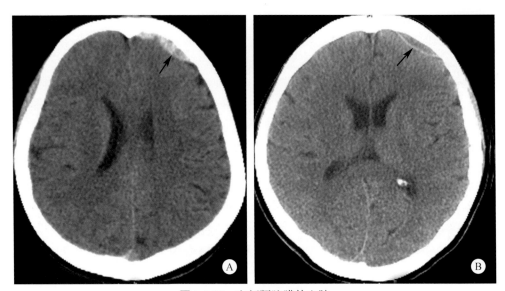

图 3-5-35   左额硬脑膜外血肿

A. 入院 CT 示左额硬脑膜外血肿；B.10 天后复查头颅 CT 示左额硬脑膜外血肿较前吸收、密度降低，中线左移

病例 2   患者男性，43 岁，因 20 小时前头部外伤入院。伤后出现头痛、头晕，伴恶心、呕吐，无昏迷。入院 CT 示右侧额颞顶部硬脑膜外血肿，急诊予止血、醒脑、神经营养及对症处理。4 小时后复查 CT 示血肿无明显增大。查体：神志清楚，GCS 14 分，呼吸平稳，查体合作。双侧无眼睑肿胀，双瞳等大等圆，直径 2.5mm，对光反射存在，双侧无鼻腔出血、鼻腔流液，双侧无耳道出血、耳道流液，双侧无乳突青紫，无口腔出血，右侧颞顶部头皮肿胀。颈软，无脊柱畸形，四肢健肢能按令活动。双侧巴宾斯基征阴性。8 小时后复查 CT 示右侧额顶部颅板下混合血肿，中线结构轻度左移。1 天后复查 CT 示右侧额顶部颅板下混合血肿，少量蛛网膜下腔出血，中线结构轻度左移，额顶部软组织肿胀。10 天后复查 CT 示右侧额顶部颅板下混合血肿，中线结构轻度左移，与前相仿。25 天后复查 CT 示右侧额顶部颅板下混合血肿吸收期改变（图 3-5-56）。

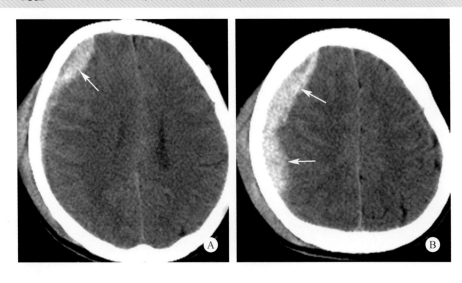

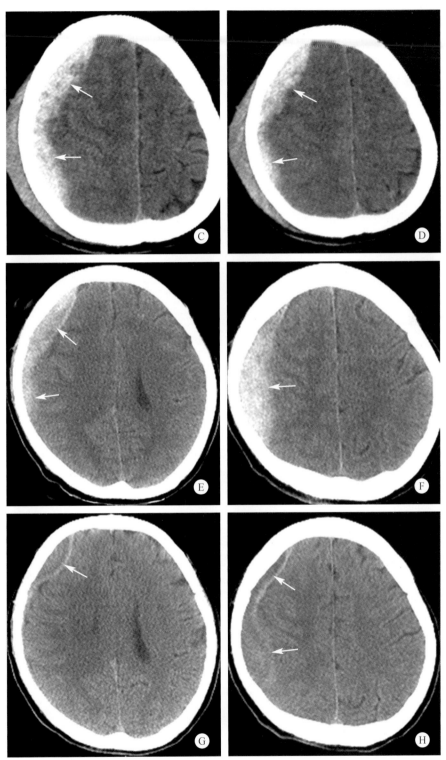

图 3-5-36 右侧额颞顶部硬脑膜外血肿

A、B. 入院 CT 示右侧额颞顶部硬脑膜外血肿；C、D.8 小时后复查头颅 CT 示右侧额顶部颅板下混合血肿，中线结构轻度左移；
E、F.10 天后复查头颅 CT 示右侧额顶部颅板下混合血肿，中线结构轻度左移，与前相仿；G、H.25 天后复查头颅 CT 示右侧
额顶部颅板下混合血肿吸收期改变

病例3　患者男性，17岁，因6小时前头部外伤入院。伤后出现昏迷，伴头痛、头晕，无恶心、呕吐。入院CT示左额硬脑膜外血肿，左额骨折（图3-5-37）。4小时后复查CT示血肿无明显增大。查体：神志清楚，GCS 15分，呼吸平稳，查体合作。双侧无眼睑肿胀，双瞳等大等圆，直径2.5mm，对光反射存在，双侧无鼻腔出血、无鼻腔流液，双侧无耳道出血、耳道流液，双侧无乳突青紫，无口腔出血，头面部皮肤挫伤。颈软，无脊柱畸形，右肘关节肿胀包扎中，活动受限，四肢健肢能按令活动。双侧巴宾斯基征阴性。患者入院5天后骨科全麻下行右桡骨头骨折切复内固定术。

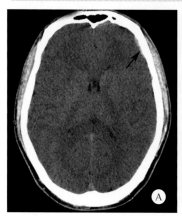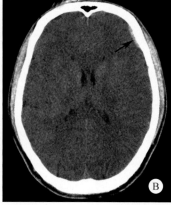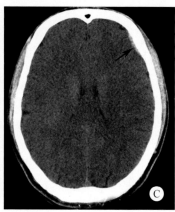

图3-5-37　左额创伤性硬脑膜外出血

病例4　患者男性，24岁，因半小时前暴力殴打致头部外伤入院。伤后出现头痛、头晕、伤口流血。入院CT示左侧顶颞部硬脑膜外血肿，少量气颅，左顶骨骨折。查体：神志清楚，GCS 14分，呼吸平稳，查体合作。双侧无眼睑肿胀，双瞳等大等圆，直径3mm，对光反射存在，双侧无鼻腔出血、鼻腔流液，双侧无耳道出血、耳道流液，双侧无乳突青紫，无口腔出血，左颞头皮裂伤已清创、缝合、包扎。颈软，无脊柱畸形，四肢健肢能按令活动。双侧巴宾斯基征阴性。1天后复查CT示左侧顶颞部硬脑膜外血肿，少量气颅。1周后复查CT示左侧顶颞部硬脑膜外血肿。2周后复查CT示左侧顶颞部硬脑膜外血肿（图3-5-58）。

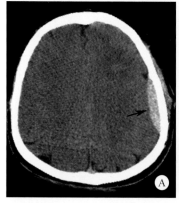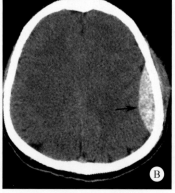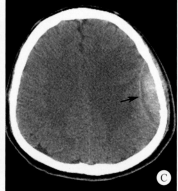

图3-5-38　左侧顶颞部硬脑膜外血肿

A. 入院CT示左侧顶颞部硬脑膜外血肿；B.3小时后复查头颅CT示左侧顶颞部硬脑膜外血肿；C.2周后复查头颅CT示左侧顶颞部硬脑膜外血肿，较前密度减低

病例5　患者女性，75岁，因1天前车祸致头部外伤入院。伤后出现头痛、头晕、恶心，无二便失禁，无肢体抽搐。入院CT示右颞脑挫裂伤，左颞硬脑膜外血肿，双侧小脑出血，蛛网膜下腔出血。查体：神志模糊，GCS 13分，呼吸平稳，查体合作。双侧无眼睑肿胀，双瞳等大等圆，直径3mm，对光反射存在，双侧无鼻腔出血、鼻腔流液，双侧无耳道出血、耳道流液，双侧无乳突青紫，无口腔出血，左颞头皮肿胀。颈软，无脊柱畸形，四肢健肢能按令活动。双侧巴宾斯基征阴性。2天后复查CT示双侧小脑、右侧颞叶、左侧顶叶脑挫裂伤伴血肿形成。左侧颞部硬脑膜外血肿。10天后复查CT示双侧小脑、右侧颞叶、左侧顶叶脑挫裂伤伴血肿形成，血肿吸收中，左颞硬脑膜外血肿。17天后复查CT示双侧小脑、右侧颞叶、左侧顶叶脑挫裂伤伴血肿形成，血肿吸收中，左颞硬脑膜外血肿吸收中，较前有所吸收（图3-5-39）。

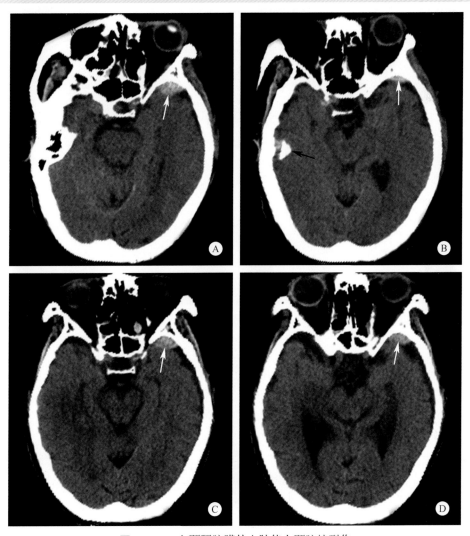

图3-5-39　左颞硬脑膜外血肿伴右颞脑挫裂伤

A. 入院CT示左颞硬脑膜外血肿；B. 入院CT示左侧顶颞部硬脑膜外血肿（✗）伴右颞脑挫裂伤（✗）；C、D.10天后复查头颅CT示左颞硬脑膜外血肿吸收中，较前密度降低

病例6　患者男性，75岁，因3天前不慎摔倒致头部外伤入院。伤后出现头痛、头晕，无呕吐，至外院就诊。入院CT示右颞枕硬脑膜外血肿。4小时后复查CT示右颞枕硬脑膜外血肿，颅内出血未见明显增大。12小时后再次复查头颅CT，基本同前。查体：神志模糊，GCS 13分，呼吸平稳，查体合作。双侧无眼睑肿胀，双瞳等大等圆，直径2.5mm，对光反射迟钝，双侧无鼻腔出血、鼻腔流液，双侧无耳道出血、耳道流液，双侧无乳突青紫，无口腔出血，右颞头皮略肿胀。颈软，无脊柱畸形，四肢健肢能按令活动。双侧巴宾斯基征阴性。12天后复查CT示右额顶颞枕部颅板下血肿较前吸收减少、密度减低，右额叶小血肿已吸收。右额颞部皮下软组织肿胀较前好转。18天后复查CT示右侧半球硬膜下积液，伴颞枕顶区颅板下血肿，对比老片明显吸收，余部小血肿已吸收消散（图3-5-40）。

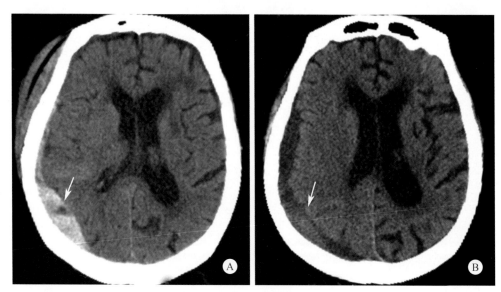

图 3-5-40　右颞枕硬脑膜外血肿

A. 入院 CT 示右颞枕硬脑膜外血肿；B.18 天后复查头颅 CT 示右颞枕硬脑膜外血肿

病例7　患者男性，41岁，因1小时前从2米高处坠落致头部外伤入院，伤后出现头痛、头晕。入院CT示左额骨骨折，左额硬脑膜外血肿形成，蛛网膜下腔出血。查体：神志清楚，GCS 15分，呼吸平稳，查体合作。双侧无眼睑肿胀，双瞳等大等圆，直径2.5mm，对光反射存在，双侧无鼻腔出血、无鼻腔流液，双侧无耳道出血、耳道流液，双侧无乳突青紫，无口腔出血，左额头皮肿痛阳性；颈软，无脊柱畸形，四肢可见活动。双侧巴宾斯基征阴性。1天后复查CT示左额硬脑膜外血肿形成，外伤性蛛网膜下腔出血，左额骨骨折，左额顶部头皮下软组织内血肿形成。9天后复查CT示左额硬脑膜外血肿，小脑幕密度略增高，左额骨骨折，左额顶部头皮下软组织内血肿（图3-5-41）。

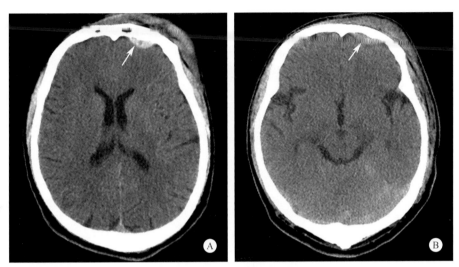

图 3-5-41 左额硬脑膜外血肿

A. 入院 CT 示左额硬脑膜外血肿；B.9 天后复查头颅 CT 示左额硬脑膜外血肿

病例 8 患者女性，44 岁，因前 1 天头部外伤入院。伤后出现头晕、头痛，伴有右外耳道出血，入院 CT 示右侧额颞叶硬脑膜外血肿，左侧额颞部硬脑膜下出血，左侧额颞叶脑挫裂伤伴少许出血，外伤性蛛网膜下腔出血；右颞骨骨折。查体：神志清楚，GCS 14 分，呼吸平稳，查体合作。双侧无眼睑肿胀，双瞳等大等圆，直径 2mm，对光反射存在，双侧无鼻腔出血、鼻腔流液，右侧有耳道出血、耳道流液，右侧有乳突青紫，无口腔出血。颈软，无脊柱畸形，四肢健肢能按令活动，右侧颞顶部头皮肿胀压痛。双侧巴宾斯基征阴性。1 天后复查 CT 示右颞硬脑膜外血肿，左侧额颞部硬脑膜下出血，左侧额颞叶脑挫裂伤伴少许出血，右侧颞顶部局部皮下软组织稍肿胀（图 3-5-42）。

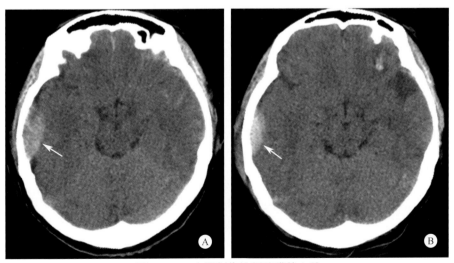

图 3-5-42 右颞创伤性硬脑膜外血肿

A. 入院 CT 示右颞创伤性硬脑膜外血肿；B.1 天后复查头颅 CT 示右颞创伤性硬脑膜外血肿

病例9　患者男性，7岁，因6小时前不慎摔倒致头部外伤，伤后出现头痛、头晕、呕吐，无昏迷，入院CT示左侧颞枕部硬脑膜外血肿。2小时后复查CT示颅内出血未见明显增大。查体：神志清楚，GCS 15分，呼吸平稳，查体合作。双侧无眼睑肿胀，双瞳等大等圆，直径3mm，对光反射存在，双侧无鼻腔出血、鼻腔流液，双侧无耳道出血、耳道流液，双侧无乳突青紫，无口腔出血，左颞头皮肿胀。颈软，无脊柱畸形，四肢健肢能按令活动。双侧巴宾斯基征阴性。7天后复查CT示左侧颞顶枕部颅板下血肿，对比老片稍进展，少许外伤性蛛网膜下腔出血较前吸收（图3-5-43）。

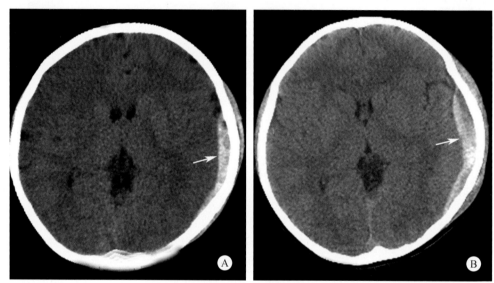

图3-5-43　左侧颞枕部创伤性硬脑膜外血肿

A. 入院CT示左侧颞枕部创伤性硬脑膜外血肿；B.7天后复查头颅CT示左侧颞枕部创伤性硬脑膜外血肿

第六节　创伤性急性硬脑膜下血肿

硬脑膜下血肿约占外伤性颅内血肿的40%，多属于急性或亚急性。慢性硬脑膜下血肿有其特殊性，在此一并介绍。

急性和亚急性硬脑膜下血肿的出血来源主要是脑皮质血管，大多由对冲性脑挫裂伤所致，好发于额极、颞极及其底面，可视为脑挫裂伤的一种并发症，称为复合型硬脑膜下血肿。另一种较少见的血肿是由于大脑表面回流到静脉窦的桥静脉或静脉窦本身撕裂所致，范围较广，可不伴有脑挫裂伤，称为单纯性硬脑膜下血肿。

慢性硬脑膜下血肿的出血来源和发病机制尚不完全清楚。好发于老年人，多有轻微头部外伤史。部分患者无外伤，可能与营养不良、维生素C缺乏、硬脑膜出血性或血管性疾病等相关。

急性和亚急性硬脑膜下血肿主要表现为：

（1）意识障碍伴有脑挫裂伤的急性复合型血肿患者多表现为持续昏迷或昏迷进行性加重，亚急性或单纯型血肿则多有中间清醒期。

（2）颅内压增高血肿及脑挫裂伤继发的脑水肿均可造成颅内压增高，导致头痛、恶心、呕吐及生命体征改变。

（3）瞳孔改变复合型血肿病情进展迅速，容易引起脑疝而出现瞳孔改变，单纯型或亚急性血肿瞳孔变化出现较晚。

（4）神经系统体征伤后立即出现的偏瘫等征象是由脑挫裂伤所致。逐渐出现的体征，则是血肿压迫功能区或脑疝的表现。

慢性硬脑膜下血肿进展缓慢，病程较长，可为数月甚至数年。临床表现差异很大，大致可归纳为3种类型：①以颅内压增高症状为主，缺乏定位症状；②以病灶症状为主，如偏瘫、失语、局限性癫痫等；③以智力和精神症状为主，表现为头昏、耳鸣、记忆力减退、精神迟钝或失常。

根据有较重的头部外伤史，伤后即有意识障碍并逐渐加重，或出现中间清醒期，伴有颅内压增高症状，多表明有急性或亚急性硬脑膜下血肿。CT扫描可以确诊，急性或亚急性硬脑膜下血肿表现为脑表面新月形高密度、混杂密度或等密度影，多伴有脑挫裂伤和脑受压。

慢性硬脑膜下血肿容易误诊、漏诊，应引起注意。凡老年人出现慢性颅内压增高症状、智力和精神异常，或病灶症状，特别是曾经有过轻度头部受伤史者，应想到慢性硬脑膜下血肿的可能，及时行CT或MRI检查，当可确诊。CT显示脑表面新月形或半月形低密度或等密度影，MRI则为短T_1、长T_2信号影。

急性和亚急性硬脑膜下血肿的治疗原则与硬脑膜外血肿相仿。需要强调的是，硬脑膜外血肿多见于着力部位，而硬脑膜下血肿既可见于着力部位，也可见于对冲部位。所以，如果因病情危急或条件所限，术前未做CT确定血肿部位而只能行探查时，着力部位和对冲部位均应钻孔，尤其是额极、颞极及其底部，是硬脑膜下血肿最常见的部位。此外，此类血肿大多伴有脑挫裂伤，术后应加强相应的处理。

病例1 患者女性，81岁，因16小时前发生头部外伤入院。不能回忆受伤经过，伤后出现头晕、头痛、恶心、呕吐，无肢体抽搐。入院CT示左侧额顶硬脑膜下出血、蛛网膜下腔出血。查体：神志清楚，GCS 15分，呼吸平稳，查体合作。双侧有眼睑肿胀，双瞳等大等圆，直径2.5mm，对光反射存在，双侧无鼻腔出血、鼻腔流液，双侧无耳道出血、耳道流液，双侧无乳突青紫，无口腔出血，头面部皮下肿胀伴皮肤裂伤已清创。颈软，无脊柱畸形，四肢可见活动。双侧巴宾斯基征阴性。13天后CT示左侧额顶颞部颅板下方积液伴少许出血，纵裂少许出血，出血可见吸收，但硬脑膜下积液范围稍明显（图3-5-44）。

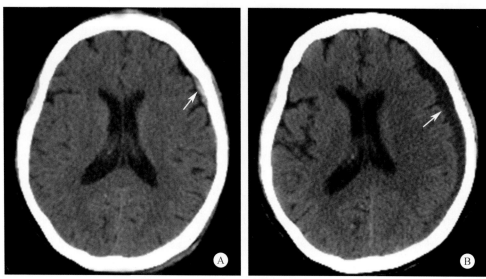

图 3-5-44　左侧额顶创伤性硬脑膜下血肿

A. 入院 CT 示左侧额顶硬脑膜下血肿；B.13 天后复查头颅 CT 示左侧额顶颞部颅板下方积液伴少许出血，与前相比，出血可见吸收，但硬脑膜下积液范围较明显

　　病例 2　患者女性，75 岁，因 17 小时前头部外伤入院。伤后出现头痛、头晕，无呕吐，头颅 CT 示右侧额颞顶枕部硬脑膜下血肿，大脑镰蛛网膜下腔出血，左枕部软组织肿胀。查体：神志清楚，GCS 15 分，呼吸平稳，查体合作。双侧无眼睑肿胀，双瞳等大等圆，直径 2.5mm，对光反射存在，双侧无鼻腔出血、鼻腔流液，双侧无耳道出血、耳道流液，双侧无乳突青紫，无口腔出血，头面部创伤。颈软，无脊柱畸形，四肢活动良好。双侧巴宾斯基征阴性。2 天后复查 CT 示右侧额颞枕顶部硬脑膜下血肿，大脑镰旁薄层血肿，较前大致相仿，左顶部头皮软组织略肿胀。8 天后复查 CT 示右侧额颞枕顶部硬脑膜下血肿，大脑镰旁薄层血肿，较前似有吸收。2 周后复查 CT 示右侧额颞枕顶部硬脑膜下血肿，大脑镰旁薄层血肿（图 3-5-45）。

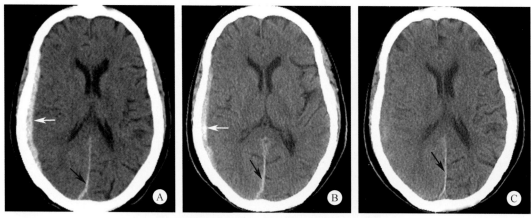

图 3-5-45　右侧额颞顶创伤性硬脑膜下血肿

A. 入院 CT 示右侧额颞顶枕部硬脑膜下血肿（⤢），大脑镰薄层血肿（⤡）；B.8 天后复查头颅 CT 示右侧额颞顶枕部硬脑膜下血肿（⤢），大脑镰薄层血肿（⤡），较前似有吸收；C.2 周后复查头颅 CT 示右侧额颞顶枕部硬脑膜下血肿，大脑镰薄层血肿，较前吸收

病例3　患者女性，88岁，因8小时前头部外伤入院。伤后出现头痛，肢体乏力，恶心不适。入院CT示右侧急性硬脑膜下血肿。查体：神志清楚，GCS 15分，呼吸平稳，查体合作。双侧无眼睑肿胀，双瞳等大等圆，直径2mm，对光反射存在，双侧无鼻腔出血、鼻腔流液，双侧无耳道出血、耳道流液，双侧无乳突青紫，无口腔出血，左颞头面部创伤。颈软，无脊柱畸形，四肢健肢能按令活动。双侧巴宾斯基征阴性。7天后复查CT示右侧额顶颞部硬脑膜下血肿，与前大致相仿（图3-5-46）。

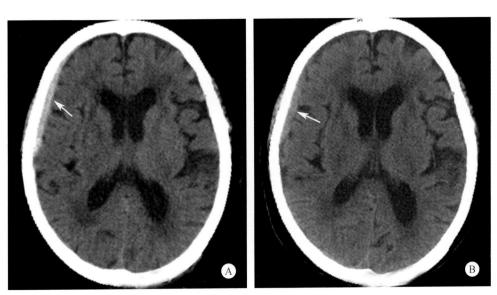

图3-5-46　右侧额顶颞部硬脑膜下血肿

A. 入院CT示右侧额顶颞部硬脑膜下血肿；B.7天后复查头颅CT示右侧额顶颞部硬脑膜下血肿，与前大致相仿

病例4　患者男性，82岁，因6小时前头部外伤入院。伤后头痛流血，一过性意识不清，不能回忆当时情况，无恶心、呕吐，无肢体抽搐及二便失禁，无寒战高热。入院CT示右颞急性硬脑膜下血肿，右颌面部软组织肿胀。急诊予止血、脑保护等对症治疗措施。复查头颅CT示血肿无明显增大。查体：神志嗜睡，GCS 14分，呼吸平稳，查体合作。右侧有眼睑肿胀，双瞳等大等圆，直径2mm，对光反射存在，右侧有鼻腔出血、鼻腔流液，双侧无耳道出血、耳道流液，双侧无乳突青紫，无口腔出血，右侧头面部创伤。颈软，无脊柱畸形，四肢健肢能按令活动。双侧巴宾斯基征阴性。7天后复查CT示右侧额部硬脑膜下间隙增宽（图3-5-47）。

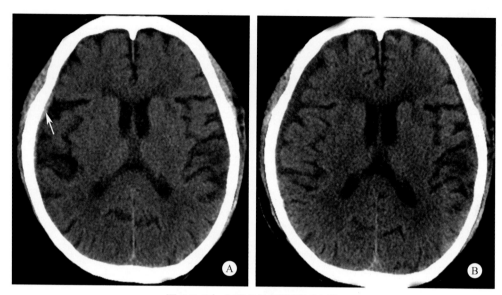

图 3-5-47　右颞急性硬脑膜下血肿

A. 入院 CT 示右颞急性硬脑膜下血肿；B.7 天后复查头颅 CT 示右颞急性硬脑膜下血肿，较前吸收

　　病例 5　患者女性，69 岁，因 3 小时前头部外伤入院。伤后出现头晕、头痛、恶心、呕吐，入院头颅 CT 示左额颞硬脑膜下血肿、左颞脑挫裂伤。查体：神志蒙眬，GCS 12 分，呼吸平稳，查体合作。双侧无眼睑肿胀，双瞳等大等圆，直径 3mm，对光反射存在，双侧无鼻腔出血、鼻腔流液，双侧无耳道出血、耳道流液，双侧无乳突青紫，无口腔出血，右额头皮肿胀，压痛阳性。颈软，无脊柱畸形，右肩局部压痛阳性，四肢健肢能按令活动。双侧巴宾斯基征阴性。18 天后复查 CT 示左颞叶脑挫裂伤，左额颞硬脑膜下小血肿较前基本吸收，右额皮下软组织肿胀，较前好转。18 天后复查 MRI 示左侧颞顶枕部硬脑膜下血肿，左侧颞顶叶脑挫裂伤，右额皮下软组织稍肿胀（图 3-5-48）。

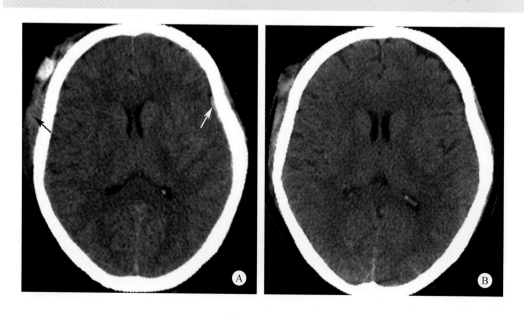

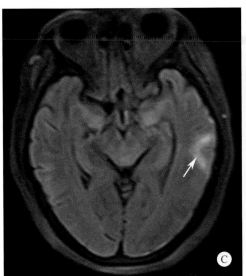
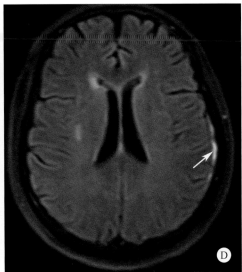

图 3-5-48 左额颞硬脑膜下血肿伴左颞脑挫裂伤

A. 入院 CT 示左额颞硬脑膜下血肿（↗），右额皮下软组织肿胀（↗）；B.18 天后复查 CT 示左额颞硬脑膜下血肿较前吸收；C.18 天后复查头颅 MRI，T₂FLAIR 显示左侧颞顶叶脑挫裂伤；D.18 天后复查头颅 MRI，T₂FLAIR 显示左侧颞顶枕部硬脑膜下血肿

病例 6 患者女性，92 岁，因 8 小时前头部外伤入院。伤后出现头痛流血、呕吐，伴反应迟钝。入院 CT 示左额颞急性硬脑膜下血肿，颅底骨折。查体：嗜睡，GCS 14 分，呼吸平稳，查体合作。左额颞肿胀淤青压痛，双侧有眼睑肿胀，双瞳等大等圆，直径 2mm，对光反射存在，双侧无鼻腔出血、鼻腔流液，双侧无耳道出血、耳道流液，双侧无乳突青紫，无口腔出血，头面部创伤。颈软，无脊柱畸形，四肢健肢能按令活动。双侧巴宾斯基征阴性。1 天后复查 CT 示左侧面颊部软组织肿胀，左侧颞部、顶枕部、右侧顶部薄层硬脑膜下出血，外伤性蛛网膜下腔出血，右侧额叶小片状高密度影。7 天后 CT 复查示左侧面颊部软组织肿胀，左侧颞部、顶枕部和右侧顶部薄层硬脑膜下出血，外伤性蛛网膜下腔出血，较前有所吸收，右侧额叶小片状高密度影，脑挫裂伤可能（图 3-5-49）。

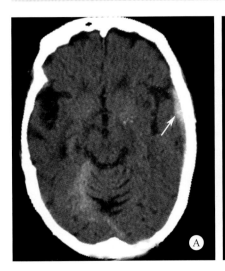
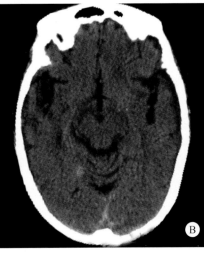

图 3-5-49 左额颞急性
硬脑膜下血肿

A 入院 CT 示左颞硬脑膜下血肿；B.7 天后复查头颅 CT 示左颞硬脑膜下血肿较前吸收

病例7 患者男性，64岁，因半天前头部外伤入院。有昏迷史，伤后出现头痛、头晕、恶心、呕吐。入院CT示左颞硬脑膜下血肿，蛛网膜下腔出血，右枕骨折。查体：神志清楚，GCS 13分，呼吸平稳，查体合作。双侧无眼睑肿胀，双瞳等大等圆，直径3mm，对光反射存在，双侧无鼻腔出血、鼻腔流液，双侧无耳道出血、耳道流液，双侧无乳突青紫，无口腔出血，右枕头皮肿胀，压痛阳性。颈软，无脊柱畸形，四肢健肢能按令活动。双侧巴宾斯基征阴性。2天后复查CT示左颞硬脑膜下血肿，蛛网膜下腔出血。11天后复查CT示左颞硬脑膜下血肿，蛛网膜下腔出血，双侧额部硬脑膜下少量积液可能（图3-5-50）。

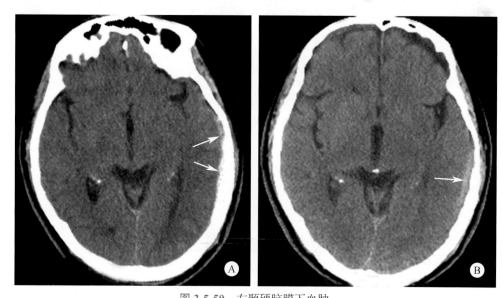

图 3-5-50 左颞硬脑膜下血肿

A. 入院CT示左颞硬脑膜下血肿；B.11天后复查头颅CT示左颞硬脑膜下血肿，较前密度影降低，似有吸收

病例8 患者女性，65岁，因12小时前无明显诱因晕厥致头部外伤入院。伤后出现反应迟钝，记忆力下降。入院CT示右额颞急性硬脑膜下血肿，右额脑挫裂伤，外伤性蛛网膜下腔出血。查体：神志模糊，混合性失语，GCS 11分，呼吸平稳，查体合作。双侧无眼睑肿胀，双瞳等大等圆，直径2mm，对光反射存在，双侧无鼻腔出血、鼻腔流液，双侧无耳道出血、耳道流液，双侧无乳突青紫，顶枕部肿胀压痛，头面部创伤。颈软，无脊柱畸形，双侧巴宾斯基征阴性。1天后复查CT示右侧额叶脑挫裂伤伴血肿形成，左侧额叶少许脑挫裂伤，右侧额颞部颅板下血肿，大脑纵裂下薄层血肿，蛛网膜下腔出血，中线轻度左移，双侧额颞叶斑片低密度影，脑梗死可能，顶枕部皮下软组织肿胀。18天后复查CT示右侧额叶脑挫裂伤较前明显吸收，大脑镰密度增高，双侧额颞叶斑片低密度影（图3-5-51）。

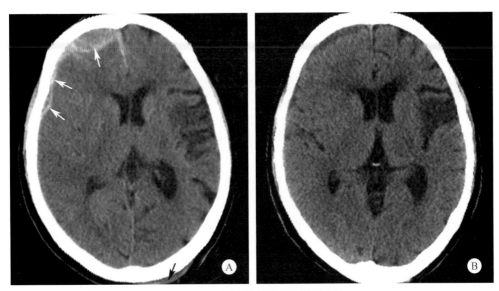

图 3-5-51 右额颞急性硬脑膜下血肿

A. 入院 CT 示右额颞急性硬脑膜下血肿（⤢），顶枕部皮下软组织肿胀（⤡）；B.18 天后复查头颅 CT 示右额颞硬脑膜下血肿，较前吸收

　　病例 9　患者男性，67 岁，因头颅外伤后头 MRI 平扫示左颞顶部颅板下少许 T₁W 等高信号影，右侧额叶及左侧颞叶可见多发小斑点状及斑片状 T₁W 高、T₂W 低信号影。双侧额顶叶脑室周边白质可见多发斑点状 T₁W 等低信号，T₂W FLAIR 高信号影；各脑池及脑室稍有扩大。脑沟增宽、加深，中线结构无位移，右侧听神经未见明显显示。乳突气房内异常信号影。影像学诊断：①头颅外伤后，右侧额叶及左侧颞叶多发小血肿，蛛网膜下腔出血，左侧顶部少许硬脑膜下出血。②双侧额顶叶脑室周边白质小缺血灶。③右侧上颌窦区结构紊乱，骨质情况请结合 CT 检查。④右侧听神经未见明显显示。乳突气房内异常信号影（图 3-5-52）。

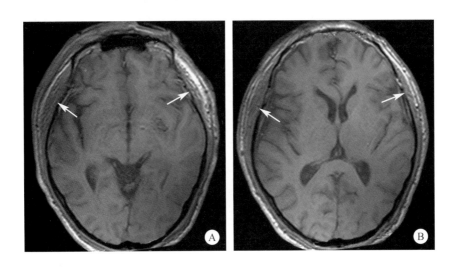

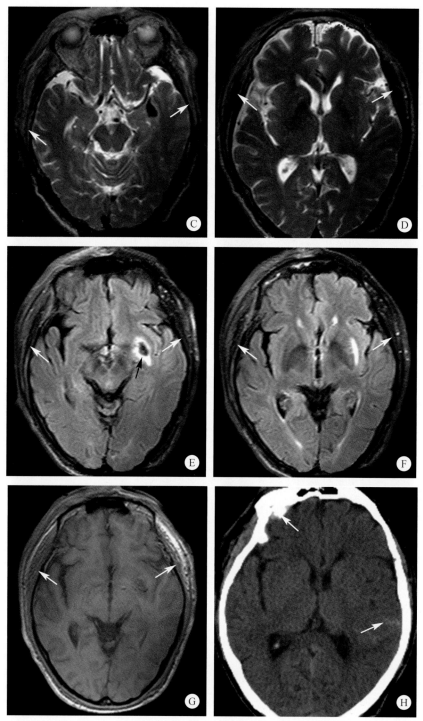

图 3-5-52　创伤性急性硬脑膜下血肿

A、B. 左颞顶部颅板下少许 T_1W 等高信号影，右侧额叶及左侧颞叶可见多发小斑点状及斑片状 T_1W 高信号影；C、D. 左颞顶部颅板下少许 T_2W 等低信号影，右侧额叶及左侧颞叶可见多发小斑点状及斑片状 T_2W 低信号影；E、F.MRI 弥散像示右侧额叶及左侧颞叶可见多发小斑点状及斑片状混杂信号影，左侧岛叶外高内低信号影；G. 双侧颞叶 T_1W 混杂信号影；H. 右侧额叶脑挫伤出血，外伤性蛛网膜下腔出血

病例 10 患者男性，47 岁。头 MRI 平扫示右侧小脑半球及双侧额叶可见小斑点异常信号灶，呈高低混杂信号影；双侧额顶叶脑室周边白质可见多发半点状 T_1W 等低信号，T_2W FLAIR 高信号影；双侧额顶部颅板下可见液性信号影，各脑池及脑室无扩大（图 3-5-53）。脑沟回清晰，无明显增宽，中线结构物无位移。影像学诊断：双侧额顶部硬脑膜下少许积液，枕大池积液。

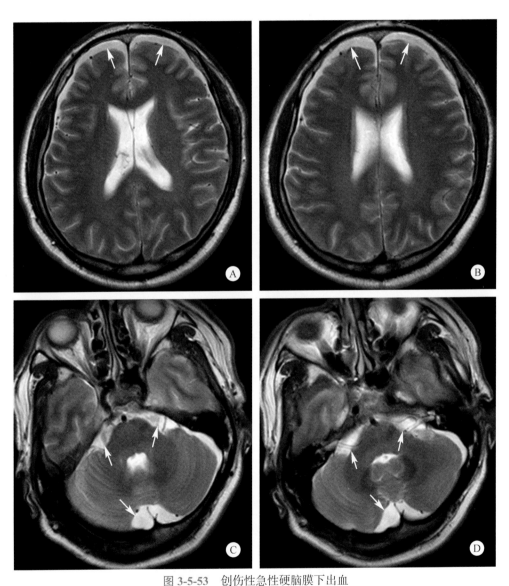

图 3-5-53 创伤性急性硬脑膜下出血

A、B.T_2W 示双侧额叶小斑点异常信号灶，呈高低混杂信号影；C、D.T_2W 示小脑异常信号灶，呈高信号影

　　病例 11　患者女性，69 岁，因 3 小时前徒步摔倒致头部外伤入院。伤后出现头痛、头晕，无恶心、呕吐，伤时无昏迷，无二便失禁，面部肌肉抽动约 1 分钟，后停止。入院 CT 示后纵裂出血。查体：神志清楚，GCS 15 分，呼吸平稳，查体合作。双侧无眼睑肿胀，双瞳等大等圆，直径 2mm，对光反射存在，双侧无鼻腔出血、鼻腔流液，双侧无耳道出血、耳道流液，双侧无乳突青紫，无口腔出血，枕部头皮略肿痛。颈软，无脊柱畸形，四肢健肢能按令活动。双侧巴宾斯基征阴性。5 天后复查 CT 示大脑纵裂血肿形成，老年脑（图 3-5-54）。

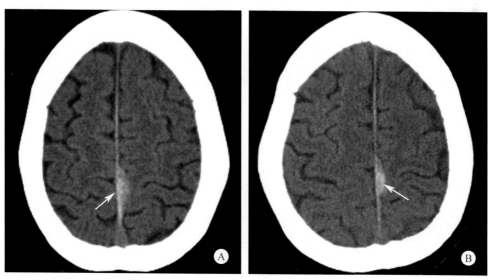

图 3-5-54　创伤性硬脑膜下血肿

A. 入院 CT 示后纵裂出血；B. 5 天后复查头颅 CT 示大脑后纵裂血肿形成较前似稍吸收，老年脑

　　病例 12　患者男性，74 岁，因 9 小时前单车事故致头部外伤入院。伤后无昏迷，目前无头痛、头晕，无恶心、呕吐。入院 CT 示纵裂血肿，右额硬脑膜下血肿（图 3-5-55）。4 小时后复查 CT 示颅内出血未见明显增大。查体：神志清楚，GCS 15 分，双瞳等大等圆，直径 2mm，对光反射存在。头部伤口包扎中。肢体可见活动。急诊予头皮外伤清创缝合术。3 天后复查 CT 示右顶部软组织稍肿胀，纵裂池少许高密度影，与前相仿；老年脑。

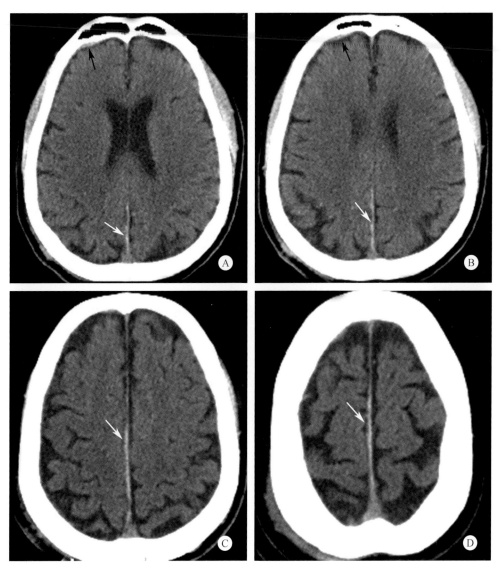

图 3-5-55　纵裂血肿伴右额硬脑膜下血肿

A、B. 入院 CT 示纵裂血肿（ ）、右额硬脑膜下出血（ ）；C、D. 入院 CT 示纵裂血肿及老年脑

第七节　创伤性脑内血肿

　　脑内血肿比较少见，在闭合性颅脑损伤中，发生率为 0 ～ 0.5%，常与枕部着力时的额、颞对冲性脑挫裂伤同时存在，少数位于着力部位。

　　脑内血肿有两种类型：浅部血肿多由于挫裂的脑皮质血管破裂所致，常与硬脑膜下血肿同时存在，多位于额极、颞极及其底面；深部血肿系脑深部血管破裂所引起，脑表面无明显挫裂伤，很少见。

　　脑内血肿与伴有脑挫裂伤的复合性硬脑膜下血肿的症状很相似，而且事实上两者常同时存在。及时行 CT 扫描可证实脑内血肿的存在，表现为脑挫裂伤区附近或脑深部白质内类圆形或不规则高密度影。

　　病例1　患者女性，62 岁，因 13 小时前头部外伤入院。伤后出现昏迷，伴头痛、头晕、恶心、呕吐，不能回忆受伤情况。入院头颅 CT 示双侧额颞顶部硬脑膜下血肿，双颞、右额脑挫裂伤伴血肿形成，左顶头皮血肿。复查头颅 CT 示颅内血肿未见明显增大。查体：神志尚清，GCS 13 分，双瞳等大等圆，直径 3mm，对光反射存在。左顶头皮肿胀。肢体可见活动。3 小时后复查 CT 示双侧额颞部硬脑膜下出血，右侧额叶及双侧颞叶脑挫裂伤伴出血，与前片大致相仿；右侧外囊区小软化灶。1 周后复查 CT 示双侧额颞顶部硬脑膜下出血，右侧额叶及双侧颞叶脑挫裂伤伴出血，较前有所吸收，水肿较前明显，左侧额顶部少许硬脑膜下积液，右侧外囊区小软化灶。2 周后复查 CT 示右侧额颞挫伤伴颞叶血肿形成，较前明显吸收，水肿较前明显；左侧额部少许硬膜下积液。1 个月后复查 CT 示右侧额颞挫伤伴血肿形成、吸收中，较前稍好转；左侧额部少许硬脑膜下积液（图 3-5-56）。

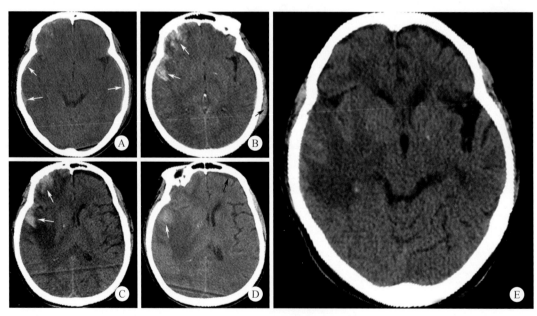

图 3-5-56　右额颞脑挫裂伤伴血肿

A. 入院 CT 示双侧额颞部硬脑膜下出血；B.3 小时后复查头颅 CT 示右侧额颞部脑挫裂伤（↗），左顶头皮血肿（↗）；C. 1 周后复查头颅 CT 示右额颞脑挫裂伤伴血肿较前有所吸收，水肿较前明显；D. 2 周后复查头颅 CT 示右侧额颞脑挫裂伤伴血肿较前明显吸收，水肿较前明显；E.1 个月后复查头颅 CT 示右额颞脑挫裂伤伴血肿吸收中，较前稍好转

病例 2 患者男性，55 岁，因半小时前暴力殴打致头部外伤入院。有昏迷史，伤后出现头痛、恶心、呕吐。入院 CT 示右额脑挫裂伤，蛛网膜下腔出血，右额骨折，左顶枕骨折。查体：神志蒙眬，GCS 12 分，呼吸平稳，查体合作。右侧有眼睑肿胀，双瞳等大等圆，直径 3mm，对光反射存在，双侧无鼻腔出血、鼻腔流液，双侧无耳道出血、耳道流液，双侧无乳突青紫，无口腔出血，右额、枕部头皮肿胀，压痛阳性。颈软，无脊柱畸形，四肢健肢能按令活动。双侧巴宾斯基征阴性。4 小时后复查 CT 示右额脑挫裂伤伴血肿形成。1 天后复查 CT 示右额脑挫裂伤伴血肿形成。2 周后复查 CT 示右额叶挫伤及出血、蛛网膜下腔出血，出血较前稍有吸收（图 3-5-37）。

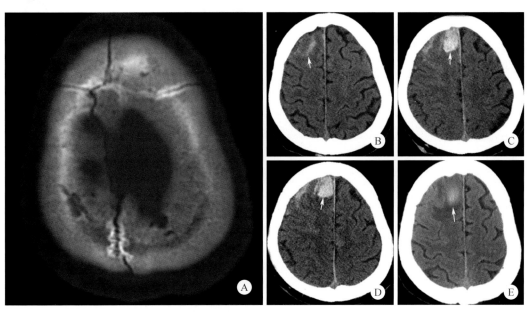

图 3-5-57 右额脑挫裂伤伴血肿

A. 入院 CT（骨窗）示颅骨骨折；B. 入院 CT 示右额脑挫裂伤；C. 4 小时后复查头颅 CT 示右额脑挫裂伤伴血肿形成；D. 1 天后复查头颅 CT 示右额脑挫裂伤伴血肿形成；E. 2 周后复查头颅 CT 示右额血肿较前稍有吸收

病例 3 患者男性，46 岁，因 20 小时前头部外伤入院。伤后出现头痛流血，神志不清，反应迟钝，无肢体抽搐和二便失禁。入院 CT 示外伤性蛛网膜下腔出血，右颞脑挫裂伤，颅底骨折。查体：神志模糊，GCS 11 分，呼吸平稳，查体合作。双侧无眼睑肿胀，双瞳等大等圆，直径 2mm，对光反射存在，双侧无鼻腔出血、鼻腔流液，右侧有耳道出血、有耳道流液，双侧无乳突青紫，无口腔出血，头面部创伤。颈软，无脊柱畸形，四肢健肢能按令活动。双侧巴宾斯基征阴性。2 天后复查 CT 示右侧颞枕叶脑挫裂伤伴血肿形成，与前相仿，外伤性蛛网膜下腔出血较前吸收，右侧颞骨骨折，右侧颞枕部软组织稍肿胀。10 天后复查 CT 示右侧颞枕叶脑挫裂伤伴血肿形成，较前有所吸收，外伤性蛛网膜下腔出血较前有所吸收；右侧颞骨骨折，右侧颞枕部软组织稍肿胀（图 3-5-58）。

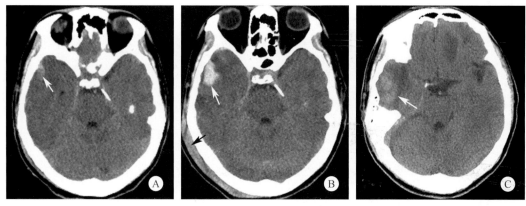

图 3-5-58　右颞脑挫裂伤伴血肿

A. 入院 CT 示右颞脑挫裂伤伴血肿；B. 2 小时后复查头颅 CT 示右颞脑挫裂伤伴血肿（↗），右侧颞枕部软组织稍肿胀（↗）；C. 10 天后复查头颅 CT 示右颞脑挫裂伤伴血肿，较前有所吸收

　　病例 4　患者男性，71 岁。头 MRI 增强示右侧颞枕叶见团片样异常信号灶，T_1W 呈外高内低信号，周围见水肿样信号灶，增强后未见明显强化，双侧额顶叶及侧脑室周边白质可见多发斑点状 T_1W 等低信号和 T_2W、FLAIR 高信号影，幕上下脑室脑池扩张，两侧对称。脑沟脑裂增宽，中线结构居中（图 3-5-59）。影像学诊断：①左侧颞枕叶血肿伴周围水肿形成。②双侧额顶叶及侧脑室多发缺血灶。

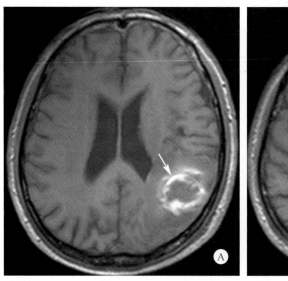
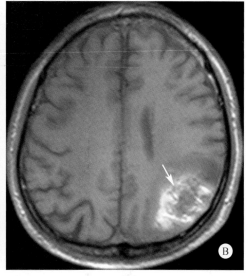

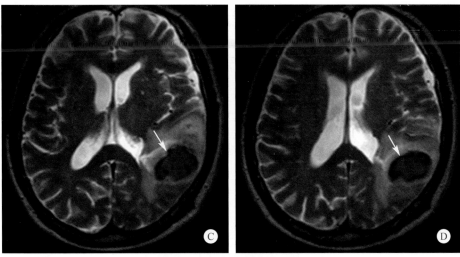

图 3-5-59　创伤性脑内血肿

A、B. T$_1$W 示右侧颞枕叶见团片样异常信号灶，呈外高内低信号，周围见水肿样信号灶，增强后未见明显强化；C、D. T$_2$W 外高内低信号影，幕上下脑室脑池扩张，两侧对称，脑沟脑裂增宽，中线结构居中

第八节　创伤性亚急性硬脑膜下血肿

病例 1　患者男性，38 岁，因 5 天前头部外伤入院。伤后出现头痛、头晕，曾有一过性意识障碍，头颅 CT 示双颞颅板下小血肿，左颞脑挫裂伤。查体：神志清楚，GCS 15 分，呼吸平稳，查体合作。双侧无眼睑肿胀，双瞳等大等圆，直径 2.5mm，对光反射存在，双侧无鼻腔出血、鼻腔流液，双侧无耳道出血、耳道流液，双侧无乳突青紫，无口腔出血，右额及右耳郭裂伤缝合后。颈软，无脊柱畸形，四肢活动良好。双侧巴宾斯基征阴性。5 天后 CT 示右颞硬脑膜下血肿，较前有所吸收；左颞叶挫伤后，较前好转（图 3-5-60）。

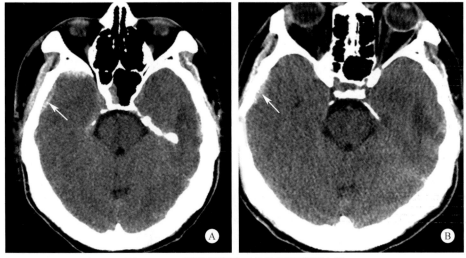

图 3-5-60　双颞创伤性亚急性硬脑膜下血肿

A. 入院 CT 示右颞硬脑膜下血肿；B. 5 天后复查 CT 示右颞硬脑膜下血肿较前有所吸收

　　病例 2　患者男性，41 岁，因 5 天前头部外伤入院。伤后出现头痛、头晕、流血，无肢体抽搐及二便失禁，无恶心、呕吐。入院 CT 示右额颞硬脑膜下血肿，外伤性蛛网膜下腔出血。查体：神志清楚，GCS 15 分，呼吸平稳，查体合作。双侧无眼睑肿胀，双瞳等大等圆，直径 2mm，对光反射存在，双侧无鼻腔出血、鼻腔流液，双侧无耳道出血、耳道流液，双侧无乳突青紫，无口腔出血，左额面部清创缝合，愈合良好。颈软，无脊柱畸形，四肢健肢能按令活动。双侧巴宾斯基征阴性。4 天后复查 CT 示右侧额颞枕部硬脑膜下出血，较前密度稍减低，蛛网膜下腔出血已基本吸收（图 3-5-61）。

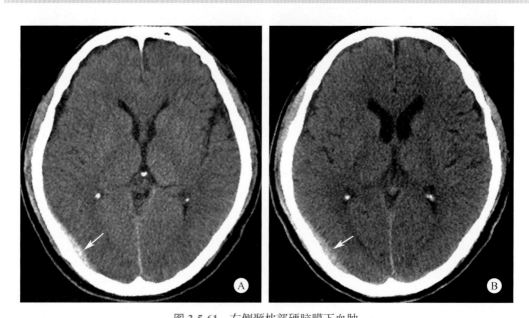

图 3-5-61　右侧颞枕部硬脑膜下血肿

A. 入院 CT 示右侧颞枕部硬脑膜下出血；B. 4 天后复查 CT 示右侧颞枕部硬脑膜下出血，较前密度稍减低

第六章　颅脑损伤（需要手术）

第一节　颅盖骨折

线性骨折本身无需处理，但如果骨折线通过脑膜血管沟或静脉窦时，应警惕发生硬脑膜外血肿的可能。对凹陷性骨折是否需要手术，意见尚不一致。目前一般认为，凡凹陷深度超过 1cm，位于重要功能区，骨折片刺入脑内，骨折引起瘫痪、失语等功能障碍或局限性瘫痪者，应手术治疗，将陷入骨折片复位或摘除碎骨片后做颅骨成形。非功能区的轻度凹陷，或无脑受压症状的静脉窦处凹陷骨折，不应手术。颅底骨折如为闭合性，骨折本身无特殊处理；若脑膜同时撕裂产生脑脊液漏、颅内积气，或伴有脑神经损伤、血管损伤，则应视具体情况分别处理。

病例　患者男性，14 岁。因 10 小时前头部外伤住院。伤后出现头痛流血，反应迟钝，无肢体抽搐及二便失禁，恶心、呕吐为胃内容物，无神志昏迷。入院 CT 示额骨凹陷性骨折，右额脑挫裂伤，颅底骨折。1 天后复查头颅 CT 同前无明显加重。查体：嗜睡，GCS 14 分，呼吸平稳，查体合作。双侧无眼睑肿胀，双瞳等大等圆，直径 2mm，对光反射存在，双侧有鼻腔出血、鼻腔流液，双侧无耳道出血、耳道流液，额部肿胀压痛，头面部创伤。颈软，无脊柱畸形，四肢健肢能按令活动。双侧巴宾斯基征阴性。入院 13 天行颅骨骨折复位术、颅骨钛板修补术，术中探查见左额骨近中线局部凹陷性、粉碎性骨折，约 6cm×8cm，碎骨片刺破硬脑膜。手术彻底清除碎骨片，骨窗四周硬脑膜悬吊，彻底止血。予钛板成形缺损处颅骨。入院 2 天后复查 CT 示左侧筛窦壁及额骨骨折，左侧额部少许颅内积气，左侧额叶血肿，水肿较前略加重。术后 1 天复查 CT 示左侧额骨骨折、左侧额叶血肿术后，手术区周围出血、积气（图 3-6-1）。

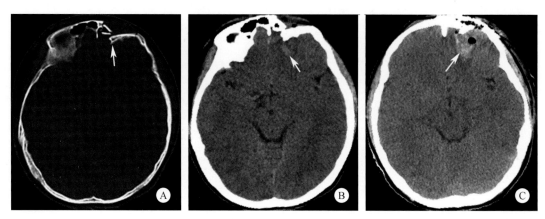

图 3-6-1　凹陷性额骨骨折

A. 入院 CT（骨窗）示额骨凹陷性骨折；B. 2 天后复查 CT 示右额脑挫裂伤；C. 术后 1 天复查 CT 示左侧额骨骨折、左侧额叶血肿术后，手术区周围出血、积气

第二节　脑挫裂伤

　　脑挫裂伤下列情况下应考虑手术：①继发性脑水肿严重，脱水治疗无效，病情日趋恶化；②颅内血肿清除后，颅内压无明显缓解，脑挫裂伤区继续膨出，而又排除颅内其他部位血肿；③脑挫裂伤灶或血肿清除后，伤情一度好转，以后又恶化出现脑疝。手术方法包括脑挫裂伤灶清除、额极或颞极切除、肌下减压或骨瓣切除减压等。

　　病例 1　患者女性，77 岁，因 1 周前头部外伤入院。伤后出现神志不清，呼吸急促，恶心、呕吐为胃内容物，二便失禁，无肢体抽搐。入院 CT 示左额颞脑挫裂伤，左额颞急性硬脑膜下血肿，右额脑挫裂伤，枕骨骨折。查体：神志昏迷，GCS 6 分，气管插管呼吸，查体不合作。双侧无眼睑肿胀，双瞳等大等圆，直径 2mm，对光反射存在，双侧无鼻腔出血、鼻腔流液，双侧无耳道出血、耳道流液，双侧无乳突青紫，无口腔出血。颈软，无脊柱畸形，巴宾斯基征阴性。患者予急诊全麻下行"左额颞脑挫裂伤及血肿清除＋去骨瓣减压＋颅内压监测探头植入术"。术后 CT 示脑出血术后，双侧额叶脑挫裂伤伴血肿形成，右侧额部及左侧额顶颞颅板下血肿，中线右偏，蛛网膜下腔少量出血，左侧小脑少许挫裂伤可能，枕骨左侧骨折，左侧枕部皮下软组织稍肿胀。术后 1 个半月复查头颅 CT 示双侧额叶脑挫裂伤伴水肿，较前吸收（图 3-6-2）。

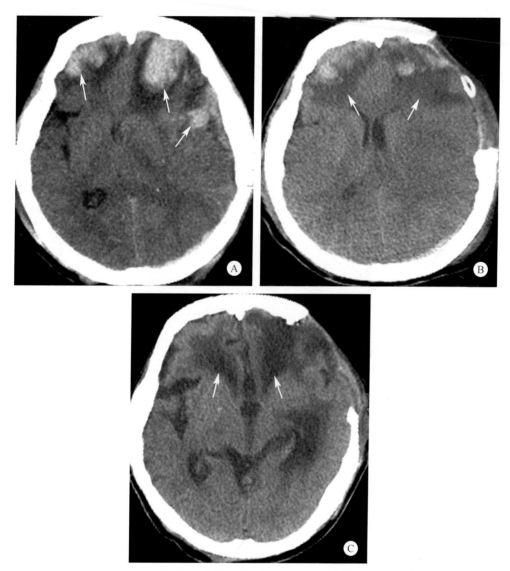

图 3-6-2 左额颞及右额脑挫裂伤伴血肿

A. 入院 CT 示左额颞及右额脑挫裂伤；B. 术后复查 CT 示额叶脑挫裂伤伴血肿较前吸收，左侧枕部皮下软组织稍肿胀；C. 术后 1 个半月复查 CT 示双侧额叶脑挫裂伤伴水肿，较前吸收

　　病例2　患者男性，35岁。因1天前发生头部外伤入院。伤时无昏迷史，伤后出现头晕、头痛、恶心、呕吐，无肢体抽搐，外院就诊头颅 CT 示多发脑挫裂伤、多发颅内出血、颅骨骨折，予以止血、脑保护、降颅压等治疗。治疗过程中出现意识下降，头颅 CT 复查颅内出血进展。查体：神志昏迷，GCS 4 分，呼吸平稳，查体合作。双侧无眼睑肿胀，左瞳直径4mm，对光反射消失，右瞳直径5mm，对光反射消失，双侧无鼻腔出血、鼻腔流液，双侧无耳道出血、耳道流液，双侧无乳突青紫，无口腔出血，枕部皮下肿胀伴皮肤裂伤已清创。颈软，无脊柱畸形，四肢查体不合作。双侧巴宾斯基征阳性。患者于入院第2天全麻下急诊行颅内血肿清除术＋去骨瓣减压术＋颅内压监测探头置入术，

手术顺利。术后给予神经内科重症监护，止血、抗炎、脑保护等治疗；术后定期复查头颅CT。术后22天复查CT示脑外伤后，右侧部分颅骨缺损，硬脑膜下血肿，右侧额顶颞枕、左侧额颞枕叶软化灶，脑室系统轻度扩张，脑回稍肿胀（图3-6-3）。术后两个月复查CT示颅内血肿清除术后改变，右侧额顶颞枕、左侧额颞枕叶软化灶。

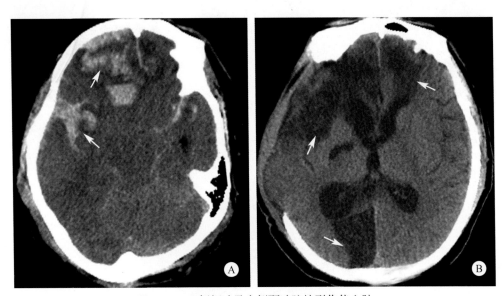

图 3-6-3　双侧额叶及右侧颞叶脑挫裂伤伴血肿

A. 入院 CT 示双侧额叶及右侧颞叶脑挫裂伤、右侧额颞硬脑膜下血肿；B. 术后 22 天复查 CT 示右侧额顶颞枕、左侧额颞枕叶软化灶，脑室系统轻度扩张，脑回稍肿胀

　　病例 3　患者男性，46 岁，因 2 天前头部外伤入院。伤后出现意识不清，无肢体抽搐，外院就诊头颅 CT 示左侧额颞叶脑挫裂伤伴血肿、左顶硬膜下出血。入院 CT 示左侧额颞叶脑挫裂伤伴血肿、左顶硬膜下出血，脑水肿明显，脑室受压。查体：神志不清，GCS 7 分，呼吸平稳，查体不合作。双侧无眼睑肿胀，双瞳等大等圆，直径 2.5mm，对光反射存在，双侧无鼻腔出血、无鼻腔流液，右侧耳郭皮肤裂伤，右侧有耳道出血、无耳道流液，双侧无乳突青紫，无口腔出血，右侧颞顶部皮下肿胀。颈软，脊柱及四肢查体不合作。双侧巴宾斯基征阴性。患者于急诊行左侧额颞叶脑挫裂伤伴血肿清除术＋去骨瓣减压术＋颅内压监测探头置入术。术后 1 天复查 CT 示左颅脑术后，脑组织肿胀积气。术后 20 天复查头颅 CT 示脑组织肿胀，较前术区左额叶高密度灶大部分吸收、局部软化灶形成（图 3-6-4）。术后 1 个半月复查 CT 示左颅脑术后改变，左侧额颞叶脑组织呈负占位效应向内凹陷，局部软化灶形成。

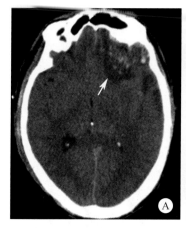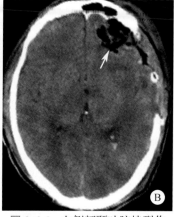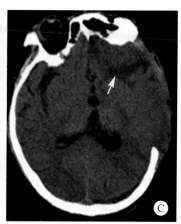

图 3-6-4 左侧额颞叶脑挫裂伤

A. 入院 CT 示左侧额颞叶脑挫裂伤；B. 术后 1 天复查头颅 CT 示脑组织肿胀积气；C. 术后 20 天复查头颅 CT 示脑组织肿胀，较前术区左额叶高密度灶大部分吸收、局部软化灶形成

病例 4 患者男性，62 岁，因 6 小时前发生头部外伤入院。伤后出现意识不清，无肢体抽搐，CT 示脑挫裂伤伴出血、颅骨骨折。动态头颅 CT 复查示双侧额颞叶脑挫裂伤伴血肿进行性增加，有急诊手术指征。查体：神志不清，GCS 9 分，呼吸平稳，查体不合作。双侧无眼睑肿胀，双瞳等大等圆，直径 2.5mm，对光反射迟钝，双侧无鼻腔出血、鼻腔流液，左侧有耳道出血、无耳道流液，双侧无乳突青紫，无口腔出血，头部皮下肿胀伴皮肤裂伤已清创。颈软，双侧下肢未见活动。双侧巴宾斯基征阴性。2 小时后复查 CT 示双侧额颞叶脑挫裂伤伴血肿进行性增加，双侧血肿量均 > 30ml（图 3-6-5）。急诊行术前准备，于入院当日行颅内血肿清除术＋去骨瓣减压术＋颅内压监测探头置入术。术后查体：昏迷，GCS 4 分，双瞳等大等圆，直径 2.5mm，对光反射存在，四肢未见明显自主活动，头部伤口包扎好，伤口引流畅。予以成分输血红细胞、血浆等，加强保肝，纠正电解质紊乱等治疗。

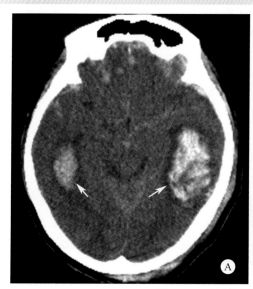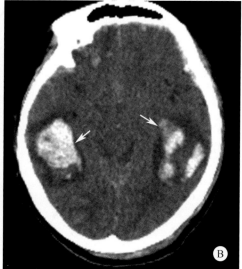

图 3-6-5 双侧额颞叶脑挫裂伤伴血肿

A. 入院 CT 示双侧额颞叶脑挫裂伤伴血肿；B. 2 小时后复查头颅 CT 示双侧额颞叶脑挫裂伤伴血肿进行性增加

　　病例5　患者男性,65岁,因18小时前头部外伤入院。伤后出现头痛、流血、一过性昏迷,头颅CT示左额颞颅内血肿、左额骨骨折、前颅底骨折、颅内积气。复查头颅CT示血肿较前增大。查体:嗜睡,GCS 14分,呼吸平稳,查体合作。双侧有眼睑肿胀,双瞳等大等圆,直径2mm,对光反射存在,双侧有鼻腔出血、鼻腔流液,双侧无耳道出血、耳道流液,双侧无乳突青紫,无口腔出血,头面部创伤。颈软,无脊柱畸形,四肢健肢能按令活动。双侧巴宾斯基征阴性。患者入院后行颅内血肿清除术＋颅骨切除减压术＋颅内压监测探头置入术。术后1天复查CT示左侧额颞部硬脑膜下少量出血,少量蛛网膜下腔出血,双侧脑室后角少量积血,头皮广泛软组织肿。术后2周复查CT示颅脑外伤术后,左侧额颞部硬脑膜下少量出血,少量蛛网膜下腔出血,左侧颌面部肿胀,头皮广泛软组织肿(图3-6-6)。

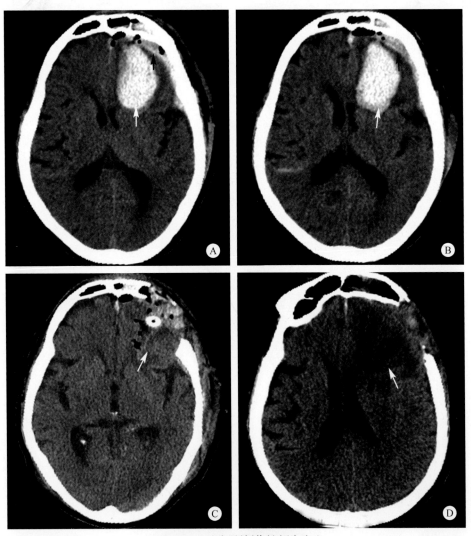

图3-6-6　左额颞创伤性颅内出血

A. 入院CT示左额颞创伤性颅内出血、左侧额颞部硬脑膜下出血,额颞部头部皮下肿胀;B. 10小时后复查头颅CT示左额颞创伤性颅内出血,左侧额颞部硬脑膜下出血,额颞部头部皮下肿胀进行性加重;C. 术后1天复查头颅CT示出血较老片好转,左侧额颞部硬脑膜下少量出血,少量蛛网膜下腔出血;D. 术后2周复查头颅CT示左侧额颞部硬脑膜下少量出血,少量蛛网膜下腔出血

病例6 患者男性，49岁，因5小时前于2米高处坠落致头部外伤入院。伤后出现头晕、头痛、恶心、呕吐，1小时前出现昏迷。头颅CT示额颞脑内血肿、硬脑膜下血肿，蛛网膜下腔出血。查体：神志昏迷，GCS 8分，双瞳等大等圆，直径3mm，对光反射存在，左侧肢体无活动，左顶枕头皮肿胀，压痛阳性，左侧巴宾斯基征阳性。患者完善术前检查后于入院当日行右额颞颅内血肿清除术、右额颞颅骨切除减压术、颅内压监测探头置入术。术后2天复查CT示右侧额颞部少许血肿，少量蛛网膜下腔出血。术后15天复查CT示颅脑术后，右侧额颞部水肿（图3-6-7）。

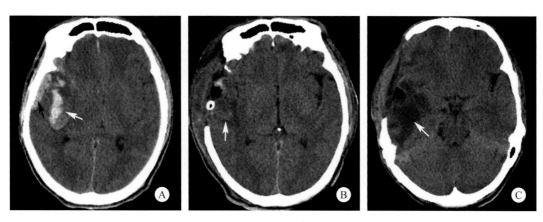

图 3-6-7 右额颞脑内血肿伴硬脑膜下血肿

A. 入院CT示右额颞脑内血肿、硬脑膜下血肿；B. 术后2天复查头颅CT示右侧额颞部少许血肿，少量蛛网膜下腔出血；C. 术后15天复查头颅CT示右侧额颞部水肿

病例7 患者男性，41岁，因7小时前发生头部外伤入院。伤时无昏迷史，伤后出现头晕、头痛，无呕吐，无肢体抽搐。头颅CT示右侧额叶脑挫裂伤伴血肿，左侧额顶叶脑出血，右侧额颞部硬脑膜下出血，蛛网膜下腔出血，多发性颅骨骨折。6小时后复查头颅CT示右侧额叶脑挫裂伤伴血肿增加。查体：嗜睡，GCS 13分，呼吸平稳，查体合作。右侧有眼睑肿胀，双瞳等大等圆，直径2.5mm，对光反射存在，双侧无鼻腔出血、鼻腔流液，双侧无耳道出血、耳道流液，双侧无乳突青紫，无口腔出血，头部皮下肿胀伴皮肤挫裂伤已清创。颈软，双侧巴宾斯基征阴性。患者入院当日全麻下行颅内血肿清除术＋颅骨切除减压术＋颅内压监测探头置入术。术后5天复查CT示颅脑术后，两侧额叶、左侧顶叶血肿，大脑镰旁薄层血肿，外伤性蛛网膜下腔出血。术后2周复查CT示颅脑术后，右侧额叶、左侧顶叶血肿吸收后，大脑镰旁薄层血肿，外伤性蛛网膜下腔出血（图3-6-8）。

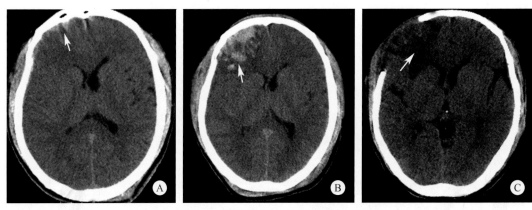

图 3-6-8　右侧额叶脑挫裂伤伴血肿

A. 入院 CT 示右侧额叶脑挫裂伤伴血肿；B. 6 小时后复查头颅 CT 示右侧额叶脑挫裂伤伴血肿进行性加重；C. 术后 2 周复查头颅 CT 横断位示右侧额叶血肿吸收后

第三节　创伤性急性硬脑膜外血肿

手术治疗急性硬脑膜外血肿原则上一经确诊即应手术，可根据 CT 扫描所见采用骨瓣或骨窗开颅，清除血肿，妥善止血。血肿清除后，如硬脑膜张力高或疑有硬脑膜下血肿时，应切开硬脑膜探查。对少数病情危急，来不及做 CT 扫描等检查者，应直接手术钻孔探查，再扩大骨窗清除血肿。钻孔顺序可根据损伤方式和机制、瞳孔散大侧、头部着力点、颅骨骨折部位等来确定。一般先在瞳孔散大侧颞部骨折线处钻孔，可发现 60% ～ 70% 的硬脑膜外血肿。

病例 1　患者女性，62 岁，因半小时前车祸致头部外伤入院。伤后出现昏迷、呕吐。入院 CT 示左颞顶硬脑膜外血肿，双额脑挫裂伤，蛛网膜下腔出血，左枕骨折。查体：神志模糊，GCS 10 分，查体不合作。双侧无眼睑肿胀，双瞳等大等圆，直径 3mm，对光反射存在，双侧无鼻腔出血、鼻腔流液，双侧无耳道出血、耳道流液，双侧无乳突青紫，无口腔出血，左颞顶头皮肿胀，压痛阳性。颈软，无脊柱畸形，四肢健肢能按令活动。双侧巴宾斯基征阴性。患者入院后急诊行颅内血肿清除术 + 颅骨整复术。术后复查 CT 示颅脑外伤术后，双额叶脑挫裂伤，右侧血肿形成，左侧硬脑膜外血肿，少量蛛网膜下腔出血，右枕部硬脑膜下积液（图 3-6-9）。

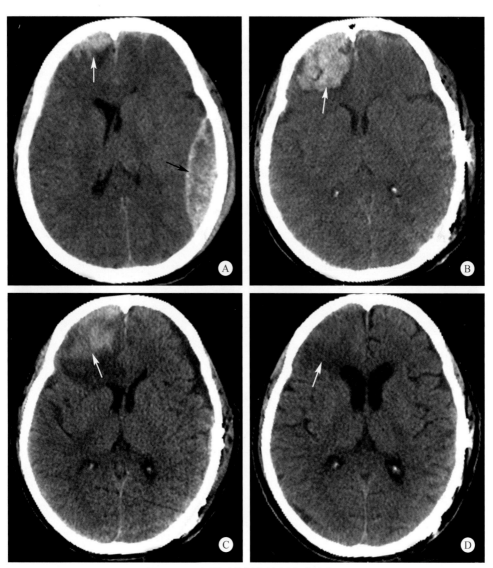

图 3-6-9　左颞顶枕创伤性硬脑膜外出血

A. 入院 CT 示左颞顶硬脑膜外血肿、双额脑挫裂伤、蛛网膜下腔出血、左颞顶头皮血肿；B. 术后 CT 示双额叶脑挫裂伤伴血肿较前进展；C. 术后 CT 示双额叶脑挫裂伤伴血肿部分吸收；D. 术后 CT 示双额叶脑挫裂伤较前明显吸收

病例2　患者男性,15岁,因6小时前意外致头部外伤入院。伤后出现昏迷伴头晕、呕吐,后醒转,诉头痛、恶心,无肢体抽搐及二便失禁,无寒战高热。头颅CT示左额硬脑膜外血肿,大枕大池。查体:嗜睡,GCS 13分,呼吸平稳,查体合作。双侧无眼睑肿胀,双瞳等大等圆,直径2mm,对光反射存在,双侧无鼻腔出血、鼻腔流液,双侧无耳道出血、耳道流液,双侧无乳突青紫,无口腔出血,头面部创伤。颈软,无脊柱畸形,四肢健肢能按令活动。双侧巴宾斯基征阴性。患者入院后全麻下行颅内血肿清除+颅骨修补伴有骨瓣术。术后头颅CT示左额颅内多发积气(图3-6-10)。

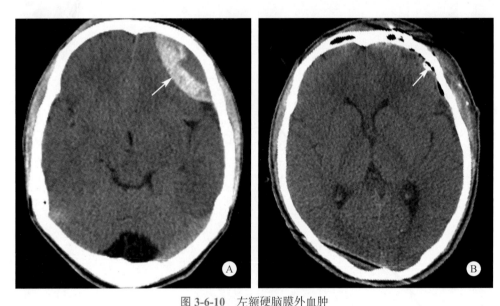

图 3-6-10　左额硬脑膜外血肿

A. 术前头颅CT示左额硬脑膜外血肿、大枕大池;B. 术后头颅CT示左额硬脑膜外血肿已清除伴左额颅内多发积气

病例3　患者女性,53岁,因9小时前头部外伤入院。伤后出现一过性昏迷,后醒转,头痛、恶心、不适,无肢体抽搐及二便失禁,无寒战高热。入院CT示左额颞急性硬脑膜外血肿,左额骨骨折。2小时后复查CT示颅内血肿增大。查体:嗜睡,GCS 14分,呼吸平稳,查体合作。双侧无眼睑肿胀,双瞳等大等圆,直径2mm,对光反射存在,双侧无鼻腔出血、鼻腔流液,双侧无耳道出血、耳道流液,双侧无乳突青紫,无口腔出血,左额顶部肿胀压痛,头面部创伤。颈软,无脊柱畸形,四肢健肢能按令活动。双侧巴宾斯基征阴性。患者于全麻下行左额颞血肿清除术+颅骨整复术+颅内压监测探头置入术。术后1天CT示与术前相比,左额颞硬脑膜外血肿明显缩小,左顶部颅板下新发梭形硬脑膜外血肿,中线轻度右移,双侧额顶部皮下软组织肿胀。术后4天复查CT示左侧额颞顶部硬脑膜外血肿,双侧额顶部皮下软组织肿胀(图3-6-11)。

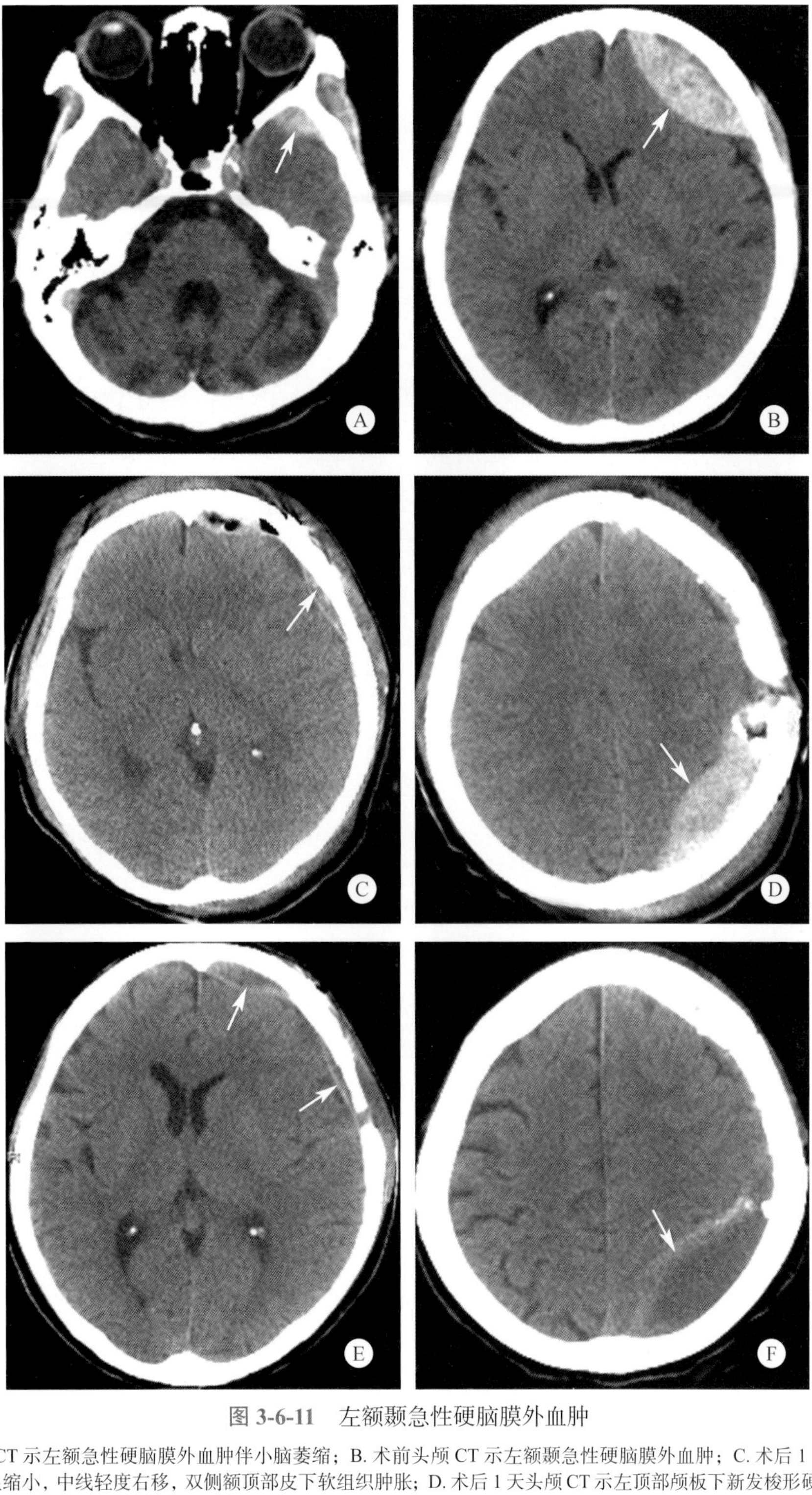

图 3-6-11　左额颞急性硬脑膜外血肿

A. 术前头颅 CT 示左额急性硬脑膜外血肿伴小脑萎缩；B. 术前头颅 CT 示左额颞急性硬脑膜外血肿；C. 术后 1 天左额颞硬脑膜外血肿明显缩小，中线轻度右移，双侧额顶部皮下软组织肿胀；D. 术后 1 天头颅 CT 示左顶部颅板下新发梭形硬脑膜外血肿；E. 术后 4 天头颅 CT 示左额颞硬脑膜外血肿明显缩小；F. 术后 4 天头颅 CT 示左顶部颅板下梭形硬脑膜外血肿

　　病例4　患者女性，66岁，因2天前徒步摔倒致头部外伤入院。伤后出现意识下降、呕吐、小便失禁。3小时前急诊救治，头颅CT示右颞顶硬脑膜外血肿，右颞骨折，左额颞脑挫裂伤，血肿量大。查体：神志蒙眬，GCS 10分，双瞳等大等圆，直径3mm，对光反射存在。颈软，左侧肢体活动少，病理征阴性。患者入院后于急诊全麻下行颅内血肿清除术＋颅内压监测探头置入术＋颅骨整复术。术后1天复查CT示右颞顶硬脑膜外血肿术后，颅内多发积气，中线轻度左移，左额颞叶多发脑挫裂伤伴血肿形成（图3-6-12）。

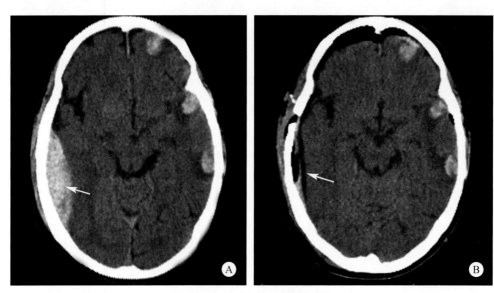

图3-6-12　右颞顶硬脑膜外血肿

A.入院CT示右颞顶硬脑膜外血肿，右颞骨骨折，左额颞脑挫裂伤；B.术后1天复查CT示右颞顶硬脑膜外血肿术后，颅内多发积气，中线轻度左移，左额颞叶多发脑挫裂伤伴血肿形成

　　病例5　患者男性，35岁，因2小时前在密闭环境工作时，高处坠落致头部外伤入院。伤后出现头痛、头晕、呕吐，意识逐渐不清。入院CT示左额颞顶硬脑膜外出血，右额颞脑挫裂伤，左颞骨骨折。查体：神志蒙眬，GCS 10分，呼吸平稳，查体不合作。双侧无眼睑肿胀，双瞳等大等圆，直径2.5mm，对光反射存在，双侧无鼻腔出血、鼻腔流液，双侧无耳道出血、耳道流液，双侧无乳突青紫，无口腔出血，左顶头皮挫伤。颈软，无脊柱畸形。双侧巴宾斯基征阴性。患者入院后全麻下行硬脑膜外血肿清除＋颅骨整复术＋颅内压监测探头置入术。术后1天复查CT示颅脑外伤术后，左额颞顶颅骨下积气，左侧额颞顶软组织肿胀积气；右额颞叶脑挫裂伤伴血肿形成。术后9天复查CT示颅脑外伤术后、左侧颅板下少量积气积液；右额颞叶脑挫裂伤后、周边水肿较浅（图3-6-13）。

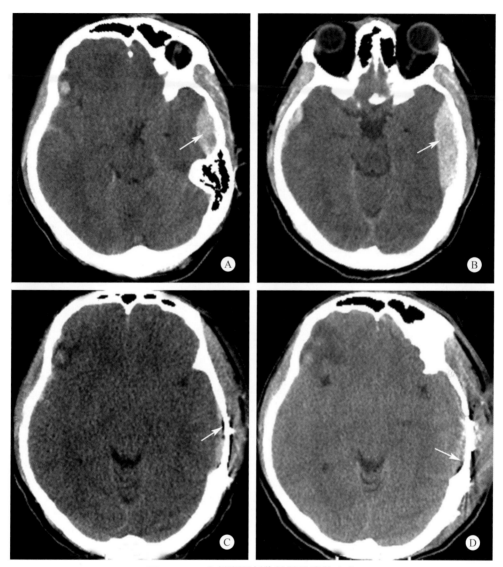

图 3-6-13　左额颞顶创伤性硬脑膜外出血

A、B. 入院 CT 示左额颞顶硬脑膜外出血、右额颞脑挫裂伤；C. 术后 1 天复查头颅 CT 示左额颞顶颅骨下积气，左额颞顶软组织肿胀积气，右额颞叶脑挫裂伤伴血肿形成；D. 术后 9 天复查头颅 CT 示颅脑外伤术后、左侧颅板下少量积气积液，右额颞叶脑挫裂伤后、周边水肿较浅

　　病例 6　患者男性，39 岁，因 3 天前头部外伤入院。伤后出现头痛，头颅 CT 示右颞顶枕硬脑膜外血肿、右颞脑挫裂伤、右颞骨折。查体：神志清楚，GCS 13 分，呼吸平稳，查体合作。双侧无眼睑肿胀，双瞳等大等圆，直径 3mm，对光反射存在，双侧无鼻腔出血、鼻腔流液，右侧有耳道出血、耳道流液，右侧有乳突青紫，无口腔出血，右颞顶头皮肿胀，压痛阳性。无脊柱畸形，四肢可见活动，双侧巴宾斯基征阴性。患者入院后于全麻下行颅内血肿清除术。术后 4 天复查 CT 示右额颞顶部术后改变，手术区脑组织肿胀、密度不均，右顶枕部颅板下薄层血肿，右额叶脑挫裂伤，少量蛛网膜下腔出血。术后 10 天

复查 CT 示右额颞顶部术后改变，手术区脑组织肿胀、密度不均，右顶枕部颅板下薄层血肿，右额叶脑挫裂伤，少量蛛网膜下腔出血。术后 2 周复查 CT 示右额颞顶部术后改变，手术区脑组织肿胀、密度不均，右顶枕部颅板下薄层血肿，较前似稍好转，后纵裂池密度稍增高（图 3-6-14）。

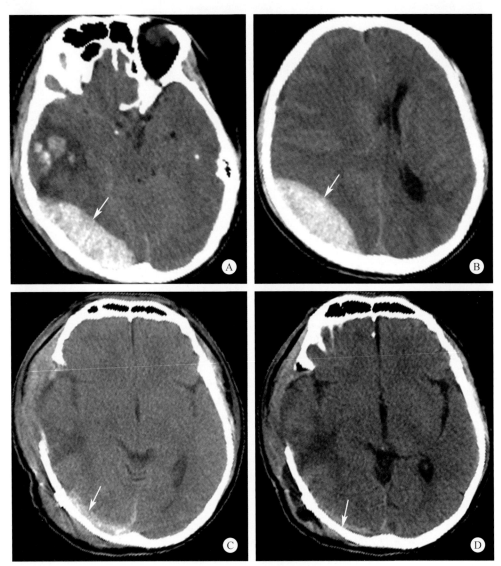

图 3-6-14　右颞顶枕硬脑膜外血肿

A、B. 入院 CT 示右颞顶枕硬脑膜外血肿、右颞脑挫裂伤；C、D. 术后 2 周复查 CT 示右额颞顶部术后改变，手术区脑组织肿胀、密度不均，右顶枕部颅板下薄层血肿，右额叶脑挫裂伤

病例7　患者女性，40岁，因半小时前车祸致头部外伤入院。有昏迷史，伤后出现头晕、头痛、恶心、呕吐，入院CT示左颞硬脑膜外血肿、左颞骨折。查体：神志蒙眬，GCS 11分，双瞳等大等圆，直径3mm，对光反射存在，肢体活动自如，左颞顶部头皮肿胀，压痛阳性。入院急诊行左颞硬脑膜外血肿清除术＋颅骨整复术。术后复查CT示左额颞顶部硬脑膜外血肿术后，颅板下少量硬脑膜下血肿，颞叶脑挫裂伤，大脑前纵裂硬脑膜下积液，右枕顶叶低密度灶，软化灶可能（图3-6-15）。

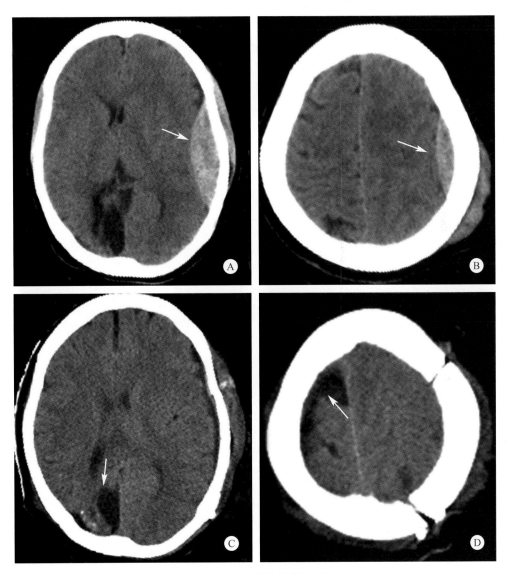

图 3-6-15　左颞硬脑膜外血肿

A、B. 术前头颅CT示左颞硬脑膜外血肿；C、D. 术后CT示颅板下少量硬脑膜下血肿，右颞叶脑挫裂伤，大脑前纵裂硬脑膜下积液，右枕顶叶低密度灶

第四节　创伤性急性硬脑膜下血肿

　　病例 1　患者男性，47 岁，因骑车不慎摔倒致头部外伤入院。伤后出现意识不清，有头晕、头痛、伤口流血、恶心、呕吐。入院 CT 示左额颞顶急性创伤性硬脑膜下出血，左额脑挫裂伤，创伤性蛛网膜下腔出血，蝶骨、右侧颞骨多发性颅骨骨折（图 3-6-16）。1 小时前患者意识逐渐变差，立即复查头颅 CT 示颅内血肿较前增多，中线移位。查体：神志昏迷，GCS 6 分，鼾声呼吸，查体不合作。左额、左枕见两处头皮伤口。左侧有眼睑肿胀，左瞳直径 5mm，对光反射消失，右瞳直径 4mm，对光反射消失，双侧无鼻腔出血、鼻腔流液，右侧有耳道出血、耳道流液，双侧无乳突青紫，无口腔出血，头面部创伤。颈软，无脊柱畸形，四肢逃避活动。双侧巴宾斯基征阳性。入院后急诊全麻下行左侧额颞顶去骨瓣减压术＋颅内血肿清除术＋颅内压监测探头置入术。患者术后 8 天 21：20 突然出现氧饱和下降至 60%，立即予以吸痰、调整呼吸机参数，21：23 氧饱和上升至 93%，血压平稳，心率 120 次 / 分。21：30 再次出现心率下降，心率为 0，氧饱和、血压测不出，立即予以胸外按压，多巴胺、心三联反复静推，经积极抢救 2 小时 12 分，患者心率、血压仍未恢复，23：42 心电图呈一直线，临床宣告死亡。

　　死亡诊断：头部外伤，创伤性脑疝，左额颞顶急性创伤性硬脑膜下出血，左额脑挫裂伤，创伤性蛛网膜下腔出血，蝶骨、右侧颞骨多发性颅骨骨折，右侧脑脊液耳漏，左额、左枕头皮裂伤。

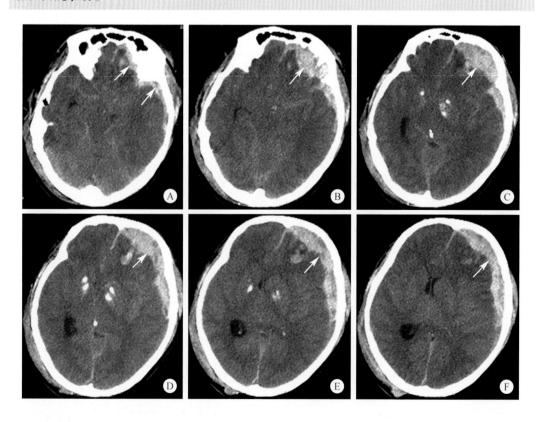

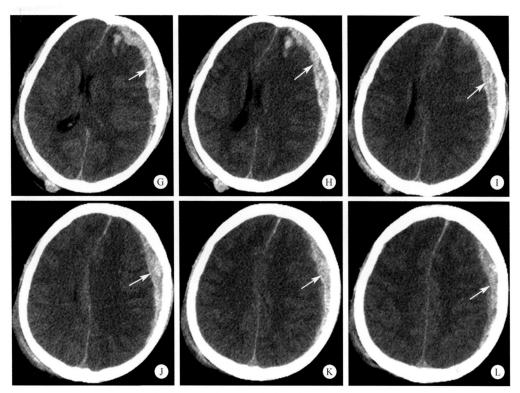

图 3-6-16 左额颞顶急性创伤性硬脑膜下出血

A ～ L. 入院头颅 CT 示左额颞顶急性创伤性硬脑膜下出血，左额脑挫裂伤，创伤性蛛网膜下腔出血，蝶骨、右侧颞骨多发性颅骨骨折

　　病例 2　患者男性，53 岁，因 3 小时前电击后头部外伤入院。伤后出现头痛、呕吐，口齿不清，反应迟钝，逐渐神志不清，小便失禁，无肢体抽搐及寒战高热。入院 CT 示右额颞急性硬脑膜下血肿，外伤性蛛网膜下腔出血（图 3-6-17）。查体：神志昏迷，GCS 5 分，鼾声呼吸，查体不合作。双侧无眼睑肿胀，左瞳直径 3mm，对光反射消失，右瞳直径 4.5mm，对光反射消失，双侧无鼻腔出血、鼻腔流液，双侧无耳道出血、耳道流液，双侧无乳突青紫，无口腔出血，右额颞肿胀，头面部创伤。颈软，无脊柱畸形，四肢刺痛屈曲。双侧巴宾斯基征阴性。患者入院后急诊全麻下行右额颞血肿清除＋去骨瓣减压＋颅内压监测探头置入术，手术顺利，术中失血 1000ml，输血红细胞 6U。术后 1 天复查头颅 CT 示左颞顶脑内血肿形成，中线结构右移，有手术指征。急诊全麻下行左颞顶脑内血肿清除＋去骨瓣减压术，手术顺利，术中失血 500ml，输红细胞 2U、血浆 200ml 支持。术后多次行心肺复苏抢救治疗。第二次手术后 5 天 5：32 抢救无效死亡。

　　死亡诊断：脑疝、右额颞顶急性硬脑膜下血肿、创伤性蛛网膜下腔出血、创伤性脑血肿、头部外伤、电击伤（脑干功能衰竭）。

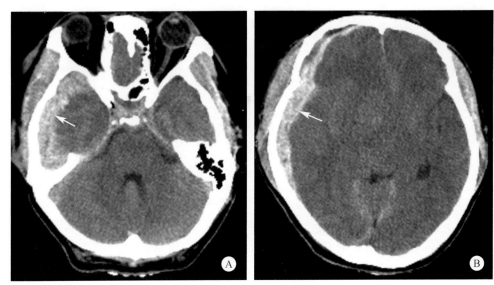

图 3-6-17　右额颞急性硬脑膜下血肿伴外伤性蛛网膜下腔出血

A. 入院 CT 示右额颞急性硬脑膜下血肿，外伤性蛛网膜下腔出血；B. 入院 CT 示右额颞急性硬脑膜下血肿，外伤性蛛网膜下腔出血，中线结构右移，头皮软组织肿胀

第五节　创伤性脑内血肿

　　脑内血肿的治疗与硬脑膜下血肿相同，多采用骨瓣或骨窗开颅，在清除硬脑膜下血肿和明显挫碎糜烂的脑组织后，大多数脑内血肿即已显露，将之一并清除。对少数脑深部血肿，如颅内压增高显著，病情进行性加重，也应考虑手术，根据具体情况选用开颅血肿清除或钻孔引流术。脑内血肿患者的预后较差，病情发展较急者死亡率高达 50% 左右。

　　病例 1　患者男性，80 岁，因 5 小时前头部外伤入院。伤后出现神志不清伴呕吐胃内容物，口鼻流血，无肢体抽搐，小便失禁，无寒战高热。入院 CT 示左额颞脑挫裂伤，左额颞急性硬脑膜下血肿，蛛网膜下腔出血，颅底骨折（图 3-6-18）。查体：神志昏迷，GCS 5 分，呼吸平稳，查体合作。双侧无眼睑肿胀，左瞳直径 2mm，对光反射消失，右瞳直径 3mm，对光反射迟钝，双侧有鼻腔出血、有鼻腔流液，双侧无耳道出血、无耳道流液，双侧无乳突青紫，有口腔出血，有头面部创伤。颈软，无脊柱畸形。双侧巴宾斯基征阴性。患者入院后急诊开颅行颅内血肿清除术＋去骨瓣减压术＋脑室外引流术，术后予重症监护病房监护，口插管呼吸机辅助呼吸。患者术后病情持续危重，深昏迷状态。术中、术后分别输红细胞 2U 改善贫血。于术后第 5 天 8：30 突发心率减慢，之后心电监护示频发房性期前收缩，血压 45/21mmHg，即给予胸外心脏按压，肾上腺素分次静推，心率、血压、指脉氧仍无恢复，至 9：00 患者心率为 0，瞳孔散大固定，大动脉搏动消失，心电图成一直线，宣布临床死亡。

　　死亡诊断：颅内多发血肿、继发性脑损害致呼吸循环衰竭。

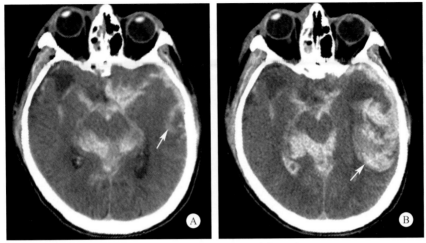

图 3-6-18 左额颞脑挫裂伤伴血肿

A. 入院 CT 示左额颞脑挫裂伤伴血肿，左额颞急性硬脑膜下血肿，蛛网膜下腔出血；B. 2 小时后复查头颅 CT 证实左额颞脑挫裂伤伴血肿，左额颞急性硬脑膜下血肿，蛛网膜下腔出血

　　病例 2　患者男性，66 岁，因 6 小时前摔倒致头部外伤入院。伤后出现意识不清、呕吐、左耳流血。头颅 CT 示右额颞、左颞脑挫裂伤，外伤性蛛网膜下腔出血，左颞骨折。4 小时后患者意识下降，复查 CT 示右额颞、左颞脑挫裂伤，脑内血肿形成，中线移位明显（图 3-6-19）。查体：神志不清，GCS 5 分，左瞳直径 3mm，右瞳直径 5mm，对光反射消失，左耳道、鼻腔流血，右眼睑青紫肿胀，肢体躁动，病理征未引出。患者入院后急诊全麻下行颅内血肿清除术＋去骨瓣减压术＋颅内压监测探头置入术，术后予神经内科重症监护病房监护，止血、抗炎、脑保护、预防癫痫、制酸、化痰及对症支持治疗，期间输血浆 6U，红细胞悬液 7U，冷沉淀 14U 纠正贫血。术后 15 天抢救无效死亡。

　　死亡诊断：右额颞、左颞脑挫裂伤，脑内血肿形成，外伤性蛛网膜下腔出血，脑疝，左颞骨折，颅底骨折致呼吸、循环功能衰竭。

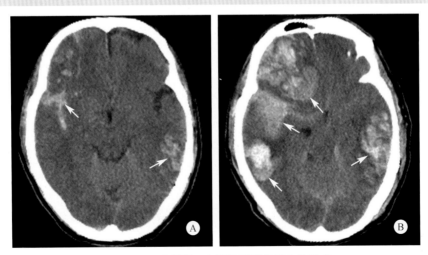

图 3-6-19 右额颞、左颞脑挫裂伤伴血肿形成

A. 入院 CT 示右额颞、左颞脑挫裂伤，外伤性蛛网膜下腔出血；B. 4 小时后复查头颅 CT 示右额颞、左颞脑挫裂伤，脑内血肿形成，中线移位明显

病例3 患者男性，31岁，因2小时前从1米高处坠落致头部外伤入院。无昏迷史，伤后出现头痛、头晕、恶心、呕吐。头颅CT示双额颞、左小脑脑挫裂伤，左额、右额颞顶、左枕薄层硬脑膜下血肿，蛛网膜下腔出血，左颞枕骨折。查体：神志昏迷，GCS9分，呼吸平稳，查体不合作。双侧无眼睑肿胀，双瞳等大等圆，直径2.5mm，对光反射存在，双侧无鼻腔出血、鼻腔流液，双侧无耳道出血、耳道流液，双侧无乳突青紫，无口腔出血，左枕头皮肿胀，压痛阳性。无脊柱畸形，肢体可见活动。双侧巴宾斯基征阴性。术后1天复查CT示脑外伤术后，引流中，局部脑组织肿胀、积气，双侧额颞叶、左侧小脑半球脑挫裂伤伴血肿，双侧额部、右颞顶部及左枕部颅板下薄层血肿，纵裂池薄层血肿，外伤性蛛网膜下腔出血，左顶枕部头皮下血肿。术后2周复查CT示脑外伤术后，局部脑组织肿胀，双侧额颞叶、左侧小脑半球脑挫裂伤伴血肿，右侧额颞部颅板下少许积液，外伤性蛛网膜下腔出血，较前片有吸收（图3-6-20）。

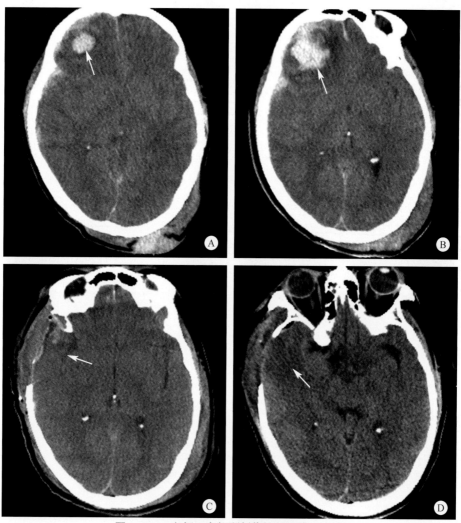

图 3-6-20 左额、右额颞创伤性硬脑膜下血肿

A、B. 术前头颅CT示双额颞、左额、右额颞顶和左枕薄层硬脑膜下血肿，蛛网膜下腔出血；C、D. 术后2周复查CT示局部脑组织肿胀、积气，双侧额颞叶、纵裂池薄层血肿，外伤性蛛网膜下腔出血

　　病例4　患者女性，66岁，因6小时前发生头部外伤入院。伤时具体情况不详，伤后出现头晕、头痛、呕吐，无肢体抽搐。入院CT示右侧颞枕叶脑挫裂伤伴血肿，右额颞硬脑膜下出血，蛛网膜下腔出血，左侧颞枕骨骨折，中线居中。2小时后出现意识不清，头颅CT复查示右侧颞枕叶脑挫裂伤伴血肿进展，中线移位。查体：神志不清，GCS 7分，呼吸平稳，查体不合作。双侧无眼睑肿胀，左瞳直径2mm，对光反射消失，右瞳直径4mm，对光反射迟钝，双侧无鼻腔出血、鼻腔流液，双侧无耳道出血、耳道流液，双侧无乳突青紫，无口腔出血，左侧颞枕部皮下肿胀。颈软，无脊柱畸形，四肢查体不合作。左侧巴宾斯基征阳性。患者入院后全麻下行颅内血肿清除术、颅骨切除减压术＋颅内压监测探头置入术。术后2天复查CT示右侧颅脑术后改变，右侧颞枕叶脑挫裂伤伴血肿，外伤性蛛网膜下腔出血，右侧额颞部皮下积气积液，右侧脑室受压，中线左偏，局部头皮下血肿（图3-6-21）。

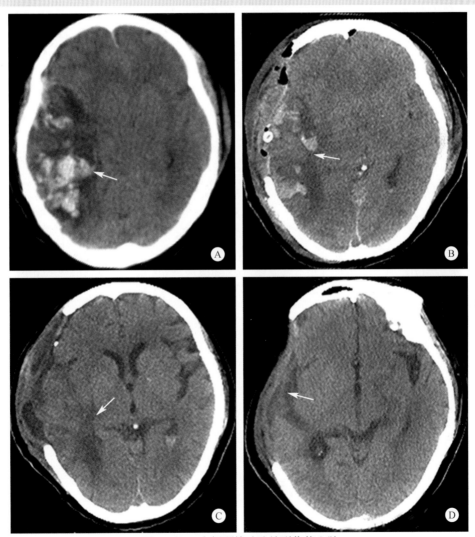

图3-6-21　右侧颞枕叶脑挫裂伤伴血肿

A. 入院头颅CT示右侧颞枕叶脑挫裂伤伴血肿；B. 术后2天复查CT示右侧颞枕叶脑挫裂伤伴血肿，外伤性蛛网膜下腔出血，右侧额颞部皮下积气积液，右侧脑室受压，中线左偏；C. 术后10天复查CT示右侧颞枕叶脑挫裂伤伴血肿已吸收；D. 术后1个月复查CT示右侧颞叶软化灶

病例 5　患者男性，58 岁，因 2 小时前骑车摔倒致头部外伤入院。伤后出现意识不清、右耳流血。头颅CT示右颞枕硬脑膜外血肿，左额颞硬脑膜下血肿，蛛网膜下腔出血，右颞骨折，颅底骨折，血肿量大。查体：神志昏迷，GCS 8 分，呼吸平稳，查体不合作。双侧有眼睑肿胀，双瞳等大等圆，直径 3mm，对光反射迟钝，双侧无鼻腔出血、无鼻腔流液，右侧有耳道出血、无耳道流液，双侧无乳突青紫，无口腔出血，右颞头皮肿胀。颈软，无脊柱畸形，四肢逃避活动。双侧巴宾斯基征阴性。患者急诊全麻下行右侧硬脑膜外血肿清除术＋颅骨整复术、左侧硬脑膜下血肿清除术＋去骨瓣减压术＋颅内压监测探头置入术，术后复查 CT 出现左额颞迟发脑内血肿，术后 2 天全麻下行左额颞脑内血肿清除术（第 2 次手术）。CT 复查发现右侧额颞顶枕部硬脑膜下积液，第 2 次术后 40 天行腰椎穿刺术＋腰大池引流术（第 3 次手术）。第 3 次术后 4 天全麻下行硬脑膜下积液引流术＋蛛网膜粘连松解术（第 4 次手术）。治疗期间共输血 RBC 13U，血浆 1000ml，冷沉淀 4U。住院期间并发脑积水，于第 4 次术后多次行腰椎穿刺术，并于 3 个半月后行脑室－腹腔分流术＋左侧颅骨修补术（第 5 次手术）；术中出血共约 200ml（图 3-6-22）。

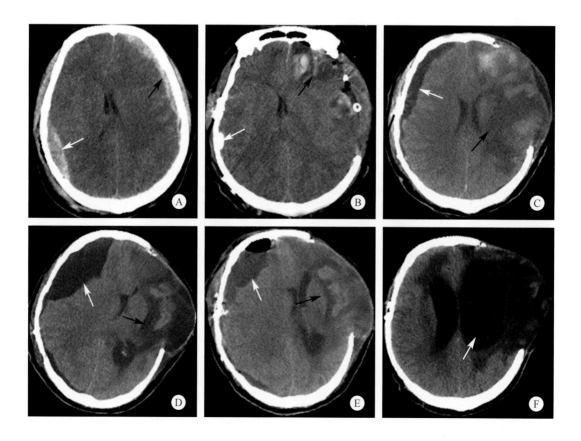

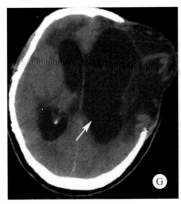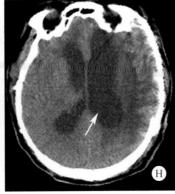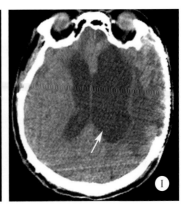

图 3-6-22 右颞枕硬脑膜外血肿

A. 入院CT示右颞枕硬脑膜外血肿，左额颞硬脑膜下血肿，蛛网膜下腔出血；B. 第1次术后复查CT示脑外伤术后，双侧额叶、左侧颞叶脑挫裂伴血肿形成，右侧颞部硬脑膜外血肿，蛛网膜下腔出血；C. 第2次术后13天复查CT示脑外伤术后，双侧额叶、左侧颞叶脑挫裂伴血肿形成，右侧颞部硬脑膜下积液，较前出血稍吸收；D. 第2次术后40天复查CT示脑外伤术后，双侧额叶、左侧颞叶脑挫裂较前明显吸收，右侧额颞顶枕部硬脑膜下积液，较前有所加重，局部脑组织肿胀明显，脑疝形成；E. 第4次术后3天复查CT示脑外伤术后，双侧额叶、左侧颞叶脑挫裂伤与前大致相仿，右侧额颞顶枕部硬脑膜下积液，较前有所吸收，局部脑组织肿胀明显，脑疝形成；F. 第4次术后49天复查CT示双侧额叶、左侧颞叶脑挫裂伤较前好转，局部脑组织膨出，脑室系统扩张；G. 第5次术后4天复查CT示双侧额叶、左侧颞叶脑挫裂伤较前好转，局部脑组织膨出，脑室系统扩张；H. 第5次术后1天示脑外伤术后复查，双侧额叶、左侧颞叶脑挫裂伤较术前稍好转，脑室系统扩张；I. 第5次术后20天复查CT示双侧额叶、左侧颞顶枕叶脑软化灶，脑室系统扩张

　　病例6　患者男性，60岁，因15小时前头部外伤后出现头痛流血，反应迟钝，言语不利，神志模糊、恶心、呕吐胃内容物，无肢体抽搐及二便失禁。入院CT示左额颞急性硬脑膜下血肿，左额脑挫裂伤，右枕骨骨折，颅底骨折，颅内积气。4小时后复查头颅CT示左额血肿较前增大。查体：神志模糊，GCS 11分，呼吸平稳，查体合作。双侧无眼睑肿胀，双瞳等大等圆，直径2mm，对光反射存在，双侧无鼻腔出血、鼻腔流液，双侧无耳道出血、耳道流液，双侧无乳突青紫，无口腔出血，顶枕部创伤。颈软，无脊柱畸形，四肢健肢能按令活动。双侧巴宾斯基征阴性。患者入院后急诊全麻下行左额颅内血肿清除术＋去骨瓣减压术＋颅内压监测探头置入术。术后1天示脑外伤术后改变，左额叶手术区脑实质肿胀、积气，侧脑室后角可疑少量积血，右小脑半球脑挫裂伤伴小血肿。术后2周复查CT示左额叶病灶，较前好转；右小脑半球脑挫裂伤伴小血肿，少量蛛网膜下腔出血，较前有所吸收（图3-6-23）。

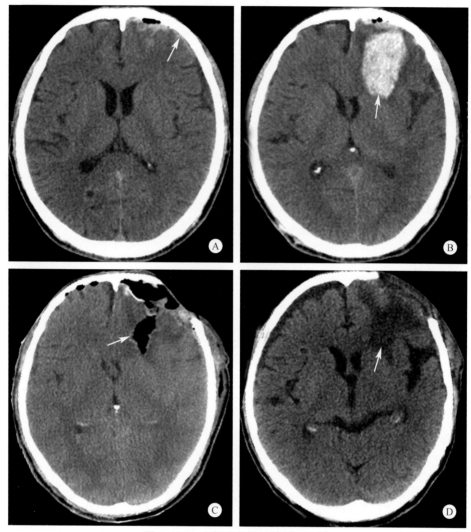

图 3-6-23　左额颞急性硬脑膜下血肿

A. 入院 CT 示左额颞急性硬脑膜下血肿，左额脑挫裂伤，颅内积气；B. 4 小时后复查 CT 示左额脑挫裂伤扩大，血肿形成；C. 术后复查 CT 示脑外伤术后改变，左额叶手术区脑实质肿胀、积气，侧脑室后角可疑少量积血；D. 术后 2 周复查 CT 示左额叶病灶较前好转，少量蛛网膜下腔出血。

　　病例 7　患者女性，71 岁，因 10 小时前车祸致头部、左下肢多处外伤入院。伤后出现头痛、头晕、呕吐。入院 CT 示左额颞脑挫裂伤伴出血，右枕脑挫裂伤。4 小时后复查 CT 示颅内出血较前略增多。患者既往有支气管扩张，高血压。鉴于患者意识尚清，基础疾病较多，与家属沟通病情后决定暂予止血、脱水降颅压等保守治疗。患者于当天凌晨 1：50 出现呼之不应，查体示左瞳散大，立即复查头颅 CT，提示颅内出血较前明显增多，有手术指征。查体：神志昏迷，GCS 4 分，鼾声呼吸，查体不合作。双侧无眼睑肿胀，左瞳直径 4mm，对光反射消失，右瞳直径 2mm，对光反射消失，双侧无鼻腔出血、鼻腔流液，右侧有耳道出血、无耳道流液，双侧无乳突青紫，无口腔出血，右枕部头皮肿胀。双侧巴宾斯基征阴性。患者入院后急诊全麻下行颅内血肿清除术＋去骨瓣减压术＋颅内压监测探头置入术。术后 1 天复查

CT 示脑出血术后，右侧顶枕叶、左侧额颞叶挫伤伴血肿形成，左侧血肿较前范围增大，双侧侧脑室后角积血，外伤性蛛网膜下腔出血可能性大，右枕骨骨折后（图 3-6-24）。

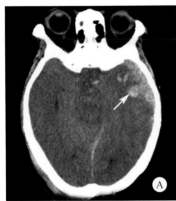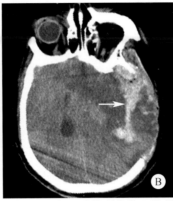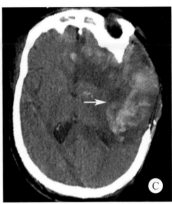

图 3-6-24　左额颞脑挫裂伤伴血肿形成

A. 入院 CT 示左额颞脑挫裂伤伴出血；B. 术后 1 天复查 CT 示左侧额颞叶挫伤伴血肿形成，双侧侧脑室后角积血；C. 术后 1 周复查 CT 示出血较前稍有吸收

病例 8　患者男性，34 岁，因 5 小时前发生头部外伤入院。伤后出现意识不清，有肢体抽搐及口吐白沫，入院 CT 示左侧颞叶脑挫裂伤伴血肿、左侧额颞部硬脑膜下出血、蛛网膜下腔出血、左侧颞顶骨骨折。复查动态头颅 CT 示左侧颞叶脑挫裂伤伴血肿增加，脑室受压。查体：神志不清，GCS 6 分，呼吸平稳，查体不合作。双侧无眼睑肿胀，双瞳等大等圆，直径 2.5mm，对光反射迟钝，双侧无鼻腔出血、鼻腔流液，双侧无耳道出血、耳道流液，双侧无乳突青紫，无口腔出血，左侧颞顶部皮下肿胀。颈软，无脊柱畸形，四肢查体不合作。双侧巴宾斯基征阴性。患者入院后全麻下急诊行左侧额颞部急性硬脑膜下血肿、左侧颞叶脑内血肿清除术＋去骨瓣减压术＋颅内压监测探头置入术，术后复查 CT 示左侧额颞部脑内血肿，中线移位，脑室受压，术后 4 天全麻下行颅内血肿清除术（第 2 次手术）（图 3-6-25）。

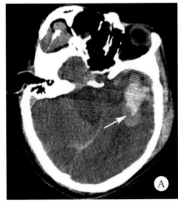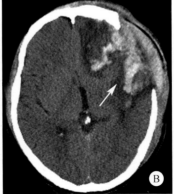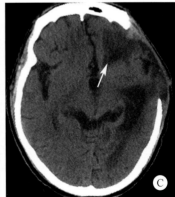

图 3-6-25　左侧额颞创伤性硬脑膜下血肿

A. 入院 CT 示左侧颞叶脑挫裂伤伴血肿、左侧额颞部硬脑膜下出血、蛛网膜下腔出血；B. 术后 1 天复查 CT 示左侧额颞部脑内血肿，中线移位，脑室受压；C. 第 2 次术后复查 CT 示左侧额颞部脑血肿术后改变，少量外伤性蛛网膜下腔出血

病例9   患者女性，68岁，因6小时前头部外伤入院。伤后出现头晕、头痛、伤口流血。入院CT示右侧额颞顶部急性硬脑膜下血肿，双侧额叶脑挫裂伤，颅内出血较前明显增大，中线移位。患者约8年前有心脏瓣膜置换手术史，术后长期服用华法林。查体：神志昏迷，GCS 5分，鼾声呼吸，查体不合作。双侧无眼睑肿胀，左瞳直径2.5mm，对光反射消失，右瞳直径5mm，对光反射消失，双侧无鼻腔出血、鼻腔流液，双侧无耳道出血、耳道流液，双侧无乳突青紫，无口腔出血，头面部创伤。颈软，无脊柱畸形，四肢肢体无活动。双侧巴宾斯基征阴性。全麻下行颅内血肿清除术＋颅骨切除减压术＋颅内压监测探头置入术。术后1天复查CT示头颅术后，双侧额叶及右侧颞叶脑挫裂伤伴血肿形成，右侧额颞顶部颅板硬脑膜下血肿，蛛网膜下腔出血，皮下软组织积液积气，引流中，中线结构稍移位，中线移位情况较前好转。术后1个月复查CT示颅脑术后，右侧额颞枕叶高低混杂密度影，右侧额颞顶部少许硬脑膜下积液，较前有所吸收（图3-6-26）。

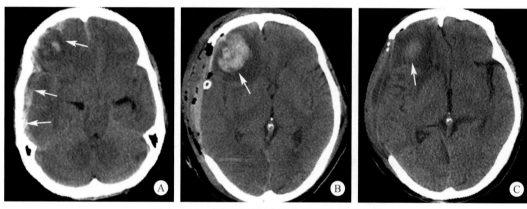

图3-6-26   右额颞顶创伤性急性硬脑膜下血肿

A.入院CT示右侧额颞顶部硬脑膜下血肿，双侧额叶脑挫裂伤；B.术后1天复查CT示右侧额叶及右侧颞叶脑挫裂伤伴血肿形成，右侧额颞顶部颅板硬脑膜下血肿，中线结构稍移位；C.术后1个月复查CT示右侧额颞枕叶高低混杂密度影，右侧额颞顶部少许硬脑膜下积液

第六节   创伤性亚急性硬脑膜下血肿

病例   患者男性，72岁，因4天前徒步摔倒致头部外伤入院。伤后出现意识不清，后逐渐出现头痛、头晕，有呕吐，无肢体抽搐，无二便失禁，有发热。入院CT示左额颞顶创伤性硬脑膜下出血，创伤性蛛网膜下腔出血。查体：神志清楚，GCS 14分，呼吸平稳，查体合作。双侧无眼睑肿胀，双瞳等大等圆，直径2mm，对光反射存在，双侧无鼻腔出血、鼻腔流液，双侧无耳道出血、耳道流液，双侧无乳突青紫，无口腔出血。颈软，无脊柱畸形，四肢健肢能按令活动。双侧巴宾斯基征阴性。6天后复查CT示左侧额颞顶部及大脑镰小脑幕旁硬脑膜下出血、左侧脑室受压，少量蛛网膜下腔出血，较前硬脑膜下出血稍有进展。患者入院后全麻下行颅内血肿清除术＋去骨瓣减压术＋颅内压监测探头置入术。术后CT示左侧额颞顶部及大脑镰小脑幕旁硬脑膜下出血、左侧

脑室明显受压，中线右偏，与前大致相仿，少量外伤性蛛网膜下腔出血。术后 1 天复查
CT 示左侧颅骨部分开窗减压后，手术区硬脑膜下出血伴积气、左额叶血肿形成，少量
外伤性蛛网膜下腔出血，左侧额颞顶部皮下软组织肿胀积气。术后 12 天复查 CT 示脑
外伤后，左侧颅骨部分开窗减压后，手术区硬脑膜下少许慢性血肿伴积气、左额叶血肿
吸收中，少量外伤性蛛网膜下腔出血，左侧额颞顶部皮下软组织肿胀积气（图 3-6-27）。

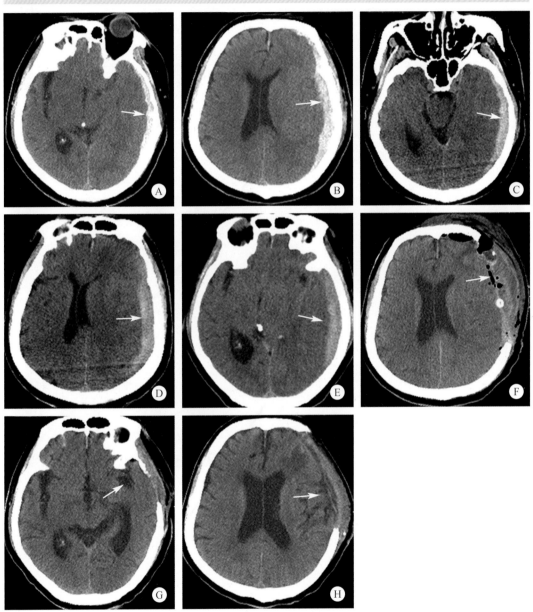

图 3-6-27　左额颞顶创伤性硬脑膜下血肿

A、B. 入院 CT 示左额颞顶创伤性硬脑膜下出血，创伤性蛛网膜下腔出血；C、D. 5 天后复查头颅 CT 示左额颞顶创伤性硬脑
膜下出血，创伤性蛛网膜下腔出血；E. 6 天后复查 CT 示左侧额颞顶部及大脑镰小脑幕旁硬脑膜下出血、左侧脑室受压，少量
蛛网膜下腔出血；F. 术后 1 天 CT 示手术区硬脑膜下出血伴积气、左额叶血肿形成，少量外伤性蛛网膜下腔出血，左侧额颞顶
部皮下软组织肿胀积气；G、H. 术后 12 天复查 CT 示手术区硬脑膜下少许慢性血肿伴积气、左额叶血肿吸收中，少量外伤性
蛛网膜下腔出血，左侧额颞顶部皮下软组织肿胀积气，较前吸收

第七节　创伤性慢性硬脑膜下血肿

　　慢性硬脑膜下血肿患者凡有明显症状者，即应手术治疗，且首选钻孔置管引流术：血肿较小者顶结节处钻 1 孔即可，较大者在额部再钻 1 孔，切开硬脑膜和血肿的壁层包膜，经骨孔置入导管于血肿腔内，用生理盐水反复冲洗直至流出液清亮为止。保留顶结节钻孔处的导管，引流 2 ～ 3 天，多可治愈。

　　病例 1　患者男性，64 岁，右侧额颞顶部颅板下见新月形异常信号影，T_1W 高、T_2W 混杂低信号影，右侧侧脑室受压改变，中线结构左侧位移，两侧脑室旁额顶叶可见多发斑点状 T_1W 等信号、T_2W 高信号影，余各脑室扩大，脑池未见扩大，脑沟增宽，脑回清晰（图 3-6-28）。影像学诊断：①右侧额颞顶部硬脑膜下血肿，右侧脑室受压改变中线结构左侧位移。②两侧脑室旁，额顶叶多发缺血灶。

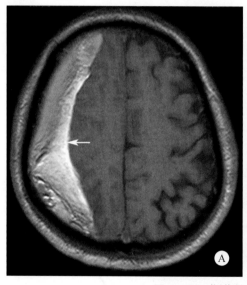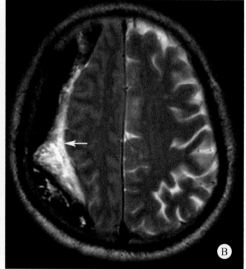

图 3-6-28　创伤性慢性硬脑膜下血肿

A.T_1W 示右侧额颞顶部枕高信号影；B.T_2W 示右侧额颞顶部枕混杂低信号影

　　病例 2　患者男性，80 岁，因头部外伤后 1 月，双下肢乏力 1 周入院。患者于入院前 1 月受到轻微头部外伤，伤后无昏迷，无明显头痛、头晕，无恶心、呕吐，无肢体抽搐，无二便失禁，未就诊。1 周前逐渐出现双下肢无力感，行走迟缓，自觉"头重"，家属诉有反应迟钝，言语对答迟缓。入院 CT 示两侧大脑半球硬脑膜下血肿。肌力：左上肢 5 级，左下肢 5 级；右上肢 5 级，右下肢 5 级。患者入院后急诊全麻下行双侧创伤性慢性硬脑膜下血肿钻孔引流术（图 3-6-29）。

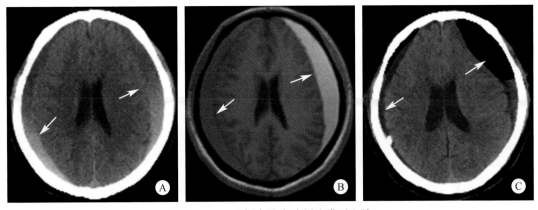

图 3-6-29　两侧大脑半球硬脑膜下血肿

A.术前头颅 CT 示两侧大脑半球硬脑膜下血肿；B.术前头颅 T_1W 示左侧额顶颞枕部高信号影，右侧额顶颞枕部低信号影；C.术后复查头颅 CT 示颅板下游离气体及血肿形成

病例 3　患者男性，37 岁，因头部外伤 1 月余，头痛 2 天入院。患者于 1 个多月前受到头部外伤，伤时无昏迷，稍有头痛，无明显头晕、恶心、呕吐。自行缓解，未就医。近两日来逐渐出现头痛，呈双侧头部胀痛，持续性，口服止痛药物无法缓解，影响睡眠。无恶心、呕吐，无肢体抽搐，无二便失禁，无发热。遂来医院就诊，入院 CT 示双侧额颞顶部硬脑膜下出血。入院 10 天后复查 MRI 示双侧额颞顶部硬脑膜下血肿。查体：神志清楚，GCS 15 分，双瞳等大等圆，对光反射存在，肢体活动自如。患者选择出院保守治疗，拒绝手术。出院 1 天后头痛加重，头颅 CT 及 MRI 检查示右侧额颞顶部慢性硬脑膜下血肿略有增多，左顶少量慢性血肿有吸收，建议行右侧颅骨钻孔引流术。告知手术风险及必要性，患者考虑后决定继续保守治疗。次日上午再次出现头痛头晕，头部沉重感，思维有迟钝。再次入院后行右侧颅骨钻孔引流术，术后复查 CT 示颅板下游离气体，中线偏左（图 3-6-30）。

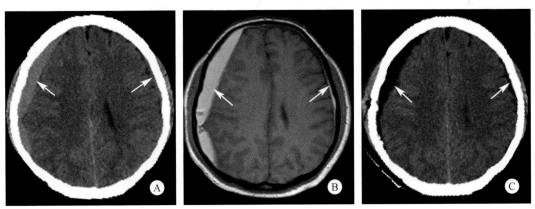

图 3-6-30　双侧额颞顶硬脑膜下血肿

A.术前头颅 CT 示双侧额颞顶部硬脑膜下血肿；B.术前复查 MRI 示双侧额颞顶部硬脑膜下血肿；C.术后复查头颅 CT 示颅板下游离气体，中线左偏

病例4   患者男性,79岁,因徒步摔倒致头部外伤半月,言语不利伴肢体乏力3天入院。3天前患者逐渐出现言语不利、饮食不佳、左侧肢体乏力、二便失禁症状。入院CT示右侧额颞顶枕部硬脑膜下血肿,中线左移,纵裂似密度增高。患者入院后急诊局麻下行慢性硬脑膜下血肿钻孔引流术,术后动态CT复查示颅内积气,中线左偏,患者意识较前下降,于6天后急诊局麻下再行颅骨钻孔引流术。第2次术后第1天,患者有精神症状,生命体征平稳。查体:神态模糊,GCS 12～13分,双瞳等大等圆,直径3mm,对光反射存在,血肿腔引流通畅,敷料干洁,无明显渗出,肢体活动可。术后复查头颅CT示右侧额颞顶枕部引流术后,颅板下游离气体及血肿形成,右侧脑组织及右侧侧脑室明显受压推移,中线左偏。急诊行颅骨钻孔引流术(第3次手术)。术后复查动态CT示颅内积气,中线左偏,术后3天复查CT示右侧额颞顶枕部引流术后,颅板下游离气体及血肿形成,右侧脑组织及右侧脑室明显受压推移,中线左偏;术后4个月复查CT示右侧额颞顶枕部引流术后,较前明显好转,MRI示右侧额颞顶枕部高信号影(图3-6-31)。

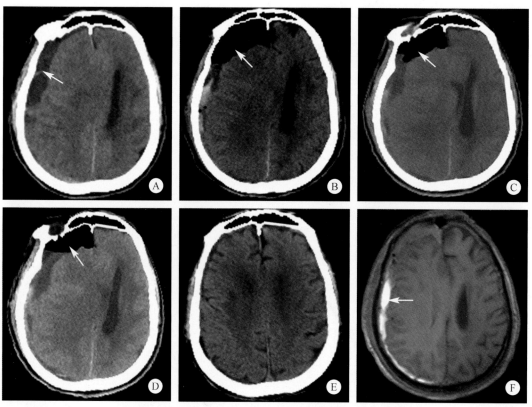

图3-6-31   右侧额颞顶枕部硬脑膜下血肿

A.入院CT示右侧额颞顶枕部硬脑膜下血肿,中线左移;B.第1次术后复查动态CT示颅内积气,中线左偏;C.第2次术后3天复查头颅CT示右侧额颞顶枕部引流术后,颅板下游离气体及血肿形成,右侧脑组织及右侧脑室明显受压推移,中线左偏;D.第2次术后6天复查头颅CT,较C图相仿;E.第3次术后4个月复查CT示右侧额颞顶枕部引流术后,较前明显好转;F.第3次术后复查MRI示右侧额颞顶枕部高信号影

病例 5　患者男性，59 岁，因头部外伤后 3 个月、头痛 1 月、加重 1 天入院。患者于入院前 3 个月因车祸致头部外伤，伤后 CT 检查未见明显异常。1 个多月前出现头痛、头晕。入院 CT 示左侧额颞顶部慢性硬脑膜下血肿。入院时患者头痛加剧，无法忍受，有头晕、恶心，未呕吐，无肢体抽搐，无二便失禁，伴有右侧肢体无力。急诊复查 CT 示颅内硬脑膜下出血较前明显增多，中线移位。伤后 2 个月 CT 示左侧额颞顶部硬脑膜下积液，中线结构稍右移，较前密度增高，出血可能。伤后 3 个月 CT 示左侧额颞顶部硬脑膜下血肿，中线结构右移，较前出血增多。患者入院后局麻下行左侧慢性硬脑膜下血肿钻孔引流术，手术顺利（图 3-6-32）。

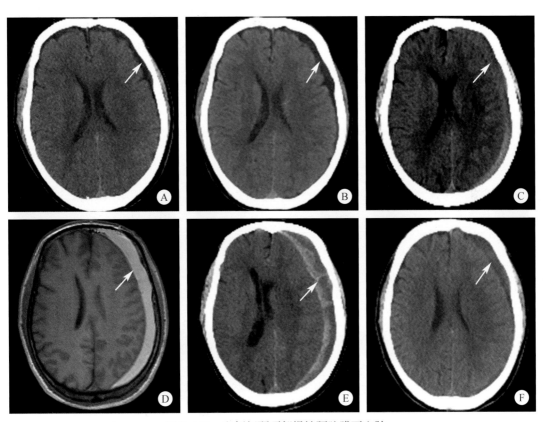

图 3-6-32　左侧额颞顶部慢性硬脑膜下血肿
A. 伤后 CT 示左侧额颞顶部硬脑膜下血肿；B. 伤后 2 周 CT 示左侧额颞顶部硬脑膜下血肿，血肿较前加剧；C. 伤后 2 个月 CT 示左侧额颞顶部硬脑膜下血肿，中线结构稍右移，较前密度增高；D. 伤后 2 个月 MRI 示左侧额颞顶部高信号影；E. 伤后 3 个月 CT 示左侧额颞顶部硬脑膜下血肿，中线结构右移，较前出血增多；F. 术后 10 天 CT 示左侧额颞顶部硬脑膜下血肿明显吸收

第七章　SPECT 显像在脑外伤中的表现

中型及重型脑外伤的诊断，通过 CT 及 MRI 即可准确、快速地提供诊断，但在轻型脑外伤、脑外伤后综合征及脑外伤恢复期的诊断中，SPECT 的脑血流灌注显像尤为重要。SPECT 显像能反映脑的代谢、血流、生理等变化，根据对外伤后各处脑实质的血流灌注变化情况，能为轻型脑外伤、脑外伤后综合征等的诊断提供客观依据，其灵敏度较 CT、MRI 高。

第一节　SPECT 显像在轻 - 中型脑外伤恢复期的表现

病例　患者男性，14 岁，左侧额叶脑挫裂伤后 4 月。SPECT/CT 脑血流灌注断层融合显像：左侧额叶放射性分布稍高于对侧，其余脑实质未见异常放射性分布增高或稀疏区。X-CT 示双侧大脑半球对称，左侧额叶可见片状稍低密度及高密度混杂影，边界欠清（图 3-7-1）。

诊断：左侧额叶近顶叶处脑挫裂伤后继发改变。

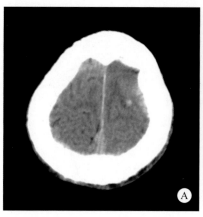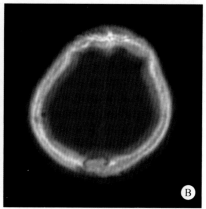

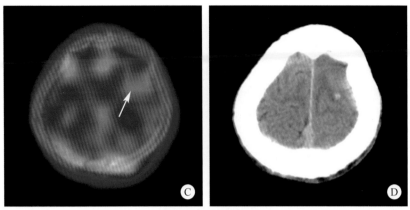

图 3-7-1　左侧额叶放射性分布稍高于对侧

第二节　SPECT 显像在脑外伤后综合征的表现

病例　患者男性，30 岁，因颅脑外伤行手术治疗，术后 1 年出现左侧肢体抽搐。SPECT/CT 脑血流灌注断层融合显像示右侧额叶及左侧小脑半球放射性分布稍低，其余未见异常放射性分布增高或稀疏区（图 3-7-2，图 3-7-3）。X-CT 示右侧额叶见大片不规则低密度影，其内可见少许条状高密度影，邻近侧脑室额角及外侧裂池增大。其余脑室、脑池大小形态正常，中线结构居中，幕下小脑、脑干无异常。

诊断：右侧额叶大片低密度影伴血供减低，考虑损伤后改变；左小脑交叉性失联络现象。

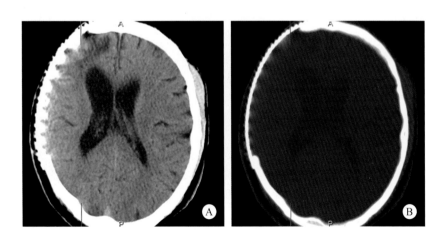

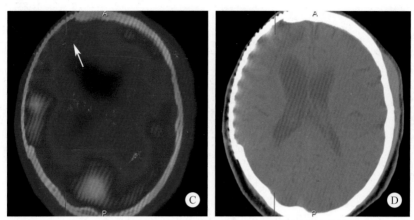

图 3-7-2　SPECT/CT 脑血流灌注断层融合显像示右侧额叶放射性分布稍低

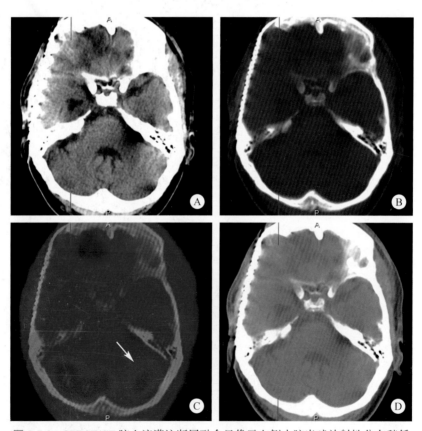

图 3-7-3　SPECT/CT 脑血流灌注断层融合显像示左侧小脑半球放射性分布稍低